眼耳鼻喉疾病临床诊疗学

耿　星　袁佛良　黄怀洁
褚彦玲　张春建　刘晓龙　　主编

上海科学技术文献出版社
Shanghai Scientific and Technological Literature Press

图书在版编目(CIP)数据

眼耳鼻喉疾病临床诊疗学 / 耿星等主编. 一 上海：
上海科学技术文献出版社, 2024
ISBN 978-7-5439-9018-0

Ⅰ. ①眼… Ⅱ. ①耿… Ⅲ. ①眼病－诊疗②耳鼻咽喉
病－诊疗 Ⅳ. ①R77②R76

中国国家版本馆 CIP 数据核字(2024)第 064843 号

责任编辑：付婷婷
封面设计：崔爱红

眼耳鼻喉疾病临床诊疗学

YAN ER BI HOU JIBING LINCHUANG ZHENLIAOXUE

耿　星　袁佛良　黄怀洁　褚彦玲　张春建　刘晓龙　主编
出版发行：上海科学技术文献出版社
地　　址：上海市长乐路 746 号
邮政编码：200040
经　　销：全国新华书店
印　　刷：江苏图美云印刷科技有限公司
开　　本：787mm×1092mm　1/16
印　　张：8.125
字　　数：195 000
版　　次：2024 年 3 月第 1 版　2024 年 3 月第 1 次印刷
书　　号：ISBN 978-7-5439-9018-0
定　　价：78.00 元

http://www.sstlp.com

《眼耳鼻喉疾病临床诊疗学》
编 委 会

前　言

　　眼耳鼻喉专科性强,涵盖器官多,解剖结构复杂,随着相关医学、生命科学和现代高科技的发展,眼及耳鼻咽喉医学的基础与临床研究发展迅速,为满足当前眼耳鼻喉科医疗、教学一线人员的需要,适应当前眼耳鼻喉医学的发展形势,我们在广泛参考国内外最新文献资料基础上,结合自己的经验和业务专长编写了本书,供从事眼耳鼻咽喉口腔科的工作者和与此有关的医务人员学习、参考。

　　本书结合眼耳鼻喉疾病治疗规范及临床经验,简要介绍了眼及耳鼻喉部的解剖与生理,主要对眼耳鼻喉各系统疾病的临床治疗进行详细描述,涵盖眼部疾病、耳部疾病、鼻部疾病、咽喉部疾病的各个方面,内容包括疾病的病因、发病机制、流行病学、临床表现、诊断与鉴别诊断、治疗和预防等。本书的编写重点突出,深入浅出,实用性强,有助于读者开阔眼界,拓展诊治思路,使其对患者的病情能及时地治疗或给予治疗建议,可作为高等医学院校临床实习、进修医生、眼耳鼻喉临床医生和基层医院各专业医务人员的参考书。

　　眼耳鼻喉医学涉及内容广泛,随着科技的进步,其研究领域的发展日新月异,加之作者水平和经验有限,故书中如有疏漏或不足之处,恳请广大读者及医务工作者批评指正,以期再版时予以改进、提高,使之逐步完善。

编　者

2024 年 1 月

目　录

第一章 眼的解剖与生理

第一节 眼 球

成人的眼球近似球形。其前后径约 24 mm,水平径约 23.5 mm,垂直径约 23 mm。眼球前面顶点称为前极,后面顶点称为后极。在前后极之间绕眼球一周称赤道。眼球位于眼眶的前半部,借筋膜与眶壁、周围脂肪、结缔组织和眼肌等包绕以维持其正常位置,减少震动。眼球前面的角膜和部分暴露在眼眶之外,有上下眼睑保护。

眼球由眼球壁和眼内容物组成。

一、眼球壁

(一)外层为纤维膜

为眼球的最外层,由坚韧致密的纤维组织构成。前 1/6 为透明的角膜,后 5/6 为瓷白色不透明的巩膜。两者结合处称角膜缘。眼球的外层具有保护眼球内部组织、维持眼球形状的作用,透明角膜还有屈光作用。

1.角膜

位于眼球正前方,略呈横椭圆形,稍向前突出。横径为 11.5～12 cm,垂直径为 10.5～11 mm。周边厚度约为 1 mm,中央稍薄约为 0.6 mm。其前表面的曲率半径为 7.8 mm,后表面为 6.8 mm。

(1)组织学上,角膜由外向内分为五层。①上皮细胞层:由复层鳞状上皮构成,有 5～6 层细胞。在角膜缘处与球结膜上皮细胞相连。此层对细菌有较强的抵抗力,再生能力强,损伤后修复较快,且不留瘢痕。②前弹力层:是一层均匀无结构的透明薄膜,损伤后不能再生。③基质层(实质层):占角膜全厚 90% 以上。由约 200 层排列整齐的纤维薄板构成。板层间互相交错排列,与角膜表面平行,极有规则,具有相同的屈光指数。板层由胶原纤维构成,其间有固定细胞和少数游走细胞,以及丰富的透明质酸和一定含量的黏多糖。基质层延伸至周围的巩膜组织中。此层损伤后不能完全再生,而由不透明的瘢痕组织所代替。④后弹力层:系一层富有弹性的透明薄膜,坚韧,抵抗力较强,损伤后可迅速再生。⑤内皮细胞层:紧贴于后弹力层后面,由一层六角形扁平细胞构成。具有角膜-房水屏障作用。损伤后不能再生,常引起基质层水肿,其缺损区依靠邻近内皮细胞的扩展和移行来覆盖。

除上述五层外,在角膜表面还有一层泪液膜,具有防止角膜干燥和维持角膜平滑及光学性能的作用。泪液膜由外到内由脂质层、泪液层、黏液层三层构成。

(2)角膜的生理特点。①透明性,无角化层,无血管,细胞无色素,保证了外界光线的透入。②屈光性,角膜的屈光指数为1.337,与空气的屈光指数相差大,其前后面有一定的曲率半径,一般具有+43D的屈光力。③无血管,其营养主要来源于角膜缘血管网和房水。代谢所需的氧80%来自空气,15%来自角膜缘血管网,5%来自房水。④感觉神经丰富,第Ⅴ颅神经的眼支密布于上皮细胞之间,无髓鞘,感觉灵敏,对保护角膜眼球具有重要的作用。⑤角膜与结膜、巩膜、虹膜在组织学上有密切联系,当患一些疾病时,常相互影响。

2.巩膜

眼球后5/6外层为巩膜。质地坚韧,不透明,呈乳白色,厚度为0.3～1 mm。其外面由眼球筋膜覆盖包裹,四周有眼外肌肌腱附着,前面被结膜覆盖。前部与角膜相连,其后稍偏内有视神经穿出,形成多孔的筛板。巩膜表面因血管、神经出入而形成许多小孔。中部在眼赤道后4～6 mm处,有涡静脉的出口。后部的小孔在视神经周围,用于通过睫状后动脉及睫状神经。前部距角膜缘2～4 mm处,有睫状前血管通过,此处巩膜常有色素细胞聚集成堆,呈青灰色斑点状,数量多时称先天性色素沉着症。

(1)组织学上,巩膜分为三层。①表层巩膜:由致密的结缔组织构成,与眼球筋膜相连。此层血管、神经较丰富。发炎时充血明显,有疼痛、压痛。②巩膜实质层:由致密结缔组织和弹力纤维构成,纤维合成束,互相交叉,排列不整齐,不透明,血管极少。③棕黑板层:结缔组织纤维束细小,弹力纤维显著增多,有大量的色素细胞,使巩膜内面呈棕色外观。此层内面是脉络膜上腔。

(2)巩膜的生理特点。①除表层富有血管外,深层血管、神经极少,代谢缓慢,故炎症时症状不如其他组织急剧,但病程迁延。②巩膜各处厚度不同。视神经周围最厚约为1 mm,但视神经穿过的筛板处最薄弱,易受眼内压影响,在青光眼形成特异性凹陷,称青光眼杯。赤道部厚0.4～0.6 mm,在直肌肌腱附着处约为0.3 mm。③由于巩膜致密、坚韧、透明,故对维护眼球形状、保护眼球不受损伤及遮光等具有重要作用。

3.角膜缘和前房角

(1)角膜缘:是指从透明的角膜到不透明的巩膜之间灰白色的连接区,平均宽约1 mm,角膜前弹力层的止端是球结膜的附着缘,后弹力层的止端是小梁网组织的前附着缘。在切面上,此两缘的连线就是角、巩膜的分界线,此区内角膜嵌入膜,在内外表面分别形成巩膜的内沟和外沟。

(2)前房角:位于前房的边缘部内。由角膜缘、睫状体及虹膜根部围绕而成,其前壁为角膜缘,后壁为虹膜根部,两壁在睫状体前面相遇,构成房角隐窝。①前房角前壁的前界线称Schwalbe线,在前房角镜下呈一条灰白色发亮略呈突起的线,为角膜后弹力层的终止部。②巩膜突,是巩膜内沟的后缘,向前房突起,为睫状肌纵行纤维的附着部。③巩膜静脉窦,即Schlemm管,是一个围绕前房角一周的环形管。位于巩膜突稍前的巩膜内沟中,表面由小梁网所覆盖,向外通过巩膜内静脉网或直接经房水静脉将房水运出球外,向内与前房相通。④小梁网,位于巩膜静脉窦内侧、Schwalbe线和巩膜突之间的结构。房角镜下是一条宽约0.5 mm的浅灰色透明带,随年龄增加呈黄色或棕色,常附有色素颗粒,是房水排出的主要区域。组织学上是以胶原纤维为核心,围以弹力纤维及玻璃样物质,最外层是内皮细胞。⑤前房角后壁,为虹膜根部,它的形态与房角的宽窄有密切关系。⑥房角隐窝,由睫状体前端构成,房角镜下为一条灰黑色的条带,称睫状体带。

(3)临床上角膜缘、前房角的重要性。①后弹力层止端与巩膜突之间有巩膜静脉窦、小梁网等前房角结构,是眼内液循环房水排出的主要通道。与各种类型青光眼的发病和治疗有关。②角膜缘是内眼手术切口的重要进路。③此处组织结构薄弱,眼球受外伤时,容易破裂。

(二)中层为葡萄膜

由于此层颜色近似紫色葡萄,故称葡萄膜,也称眼球血管膜或血管膜,具有遮光、供给眼球营养的功能。自前向后分为虹膜、睫状体和脉络膜三部分。

1.虹膜

虹膜是葡萄膜的最前部分,位于晶体前,周边与睫状体相连接。形如圆盘状,中央有一直径为 2.5~4 mm 的圆孔,称瞳孔。虹膜表面不平坦,有凹陷的隐窝和辐射状条纹皱褶,称虹膜纹理。距瞳孔缘约 1.5 mm 处,有一环形锯齿状隆起,称虹膜卷缩轮,是虹膜小动脉环所在处。由此轮将虹膜分为虹膜瞳孔部和虹膜睫状体部。虹膜与睫状体相连处称虹膜根部。在虹膜根部稍后方有虹膜动脉大环。虹膜有环行瞳孔括约肌,受交感神经支配,瞳孔开大肌受交感神经支配,能调节瞳孔的大小。瞳孔可随光线的强弱而改变其大小,称瞳孔对光反射。

虹膜的组织结构主要分为两层。外层为虹膜基质层,由疏松结缔组织、血管、神经和色素细胞构成。内层为色素上皮层,其前面有瞳孔扩大肌。

虹膜的生理特点是:①其作用主要为调节进入眼内的光线。②由于密布第Ⅴ颅神经纤维网,在发炎时反应重,有剧烈的眼疼。

2.睫状体

贴附于巩膜内面,前接虹膜根部,后与脉络膜相连,是葡萄膜中间部分,宽 6~6.5 mm。睫状体分为两部分:前 1/3 宽约 2 mm,较肥厚,称睫状冠,其内侧面有 70~80 个纵行放射状突起,称睫状突,主要功能是产生房水;后 2/3 宽 4~4.5 mm,薄而平坦,称睫状体扁平部(或睫状环)。从睫状体至晶状体赤道部有纤细的晶体悬韧带与晶体联系。睫状体内有睫状肌,与虹膜中的瞳孔括约肌、瞳孔扩大肌统称为眼内肌。组织学上,睫状体从外向内主要由睫状体棕黑板、睫状肌、睫状上皮细胞等构成。睫状肌含有三种平滑肌纤维,即外侧的纵行肌纤维、中间的放射状肌纤维和内侧的环行肌纤维。

(1)睫状突的上皮细胞产生房水,与眼压及眼球内部组织营养代谢有关。

(2)调节晶状体的屈光力。当睫状肌收缩时(主要是环行肌),悬韧带松弛,晶体借助于本身的弹性变凸,屈光力增加,可看清近处的物体。

(3)睫状体也富有三叉神经末梢,在发炎时,痛感明显。

3.脉络膜

脉络膜包围整个眼球的后部,前起于锯齿缘,和睫状体扁平部相连,后止于视盘周围。脉络膜和巩膜联系疏松,二者之间存有潜在性间隙,叫脉络膜上腔,但和视网膜色素上皮层则连接紧密。

（1）组织结构上，由外向内主要分为：①脉络膜上组织（构成脉络膜上腔）。②血管层，包括大血管层、中血管层和毛细血管层。③玻璃膜。

脉络膜血液供应极为丰富，来源于睫状后动脉，在脉络内大血管逐渐变为小血管和毛细血管。每支小动脉具有一定的灌注区，呈节段状划区供应。

（2）脉络膜生理特点。①富有血管，起着营养视网膜外层、晶状体和玻璃体等作用。由于流量大、流速较慢，病原体在此处易滞留，造成脉络膜疾病。脉络膜毛细血管壁有许多小孔，荧光血管造影时，荧光素可以从其管壁漏出。②含有丰富的色素，有遮光作用。③炎症时有淋巴细胞、浆细胞渗出。

（三）内层为视网膜

视网膜是一层透明的薄膜，前部止于锯齿缘，后部到视盘。视网膜是由色素上皮层和视网膜感觉层组成，两层间在病理情况下可分开，称为视网膜脱离。

1.视网膜色素上皮层

此层与脉络膜的玻璃膜紧密相连，是由排列整齐的单层六角形柱状色素上皮细胞组成。这些细胞具有皱褶的基底膜、胞体，细胞顶部的黑色素粒和微绒毛。相邻的细胞间有连接复合体，其紧密连接构成血-视网膜外屏障。

（1）支持光感受器细胞，贮存并传递视觉活动必需的物质如维生素A。

（2）吞噬、消化光感受器外节盘膜以及视网膜代谢产生的一些物质。

（3）作为血-视网膜外屏障，维持视网膜内环境的稳定。

（4）从脉络膜毛细血管输送营养供给视网膜外层。

（5）遮光、散热作用。

（6）再生和修复作用等。视网膜色素上皮细胞的异常总是引起光感受器细胞的病变及坏死。

2.感觉部视网膜

（1）组织学上，视网膜由外向内可分为9层。①视杆及视锥层。②外界膜。③外核层。④外丛状层。⑤内核层。⑥内丛状层。⑦神经节细胞层。⑧神经纤维层。⑨内界膜。

（2）感觉部视网膜由三级神经元、神经胶质细胞和血管组成。最外层为第一神经元，称光感受器细胞，是接受、转变光刺激的神经上皮细胞。细胞有两种：一种是锥细胞，主要集中在黄斑区，有辨色作用，能感受强光，司明视觉，有精细辨别力，形成中心视力。另一种是视杆细胞，分布在黄斑区以外的视网膜，无辨色功能，感受弱光，司暗视觉，形成周边视力（视野）。居于内层的为第三级神经元，是传导神经冲动的神经节细胞，其轴突汇集一起形成视神经。第二级神经元为双极细胞，位于第一、第三级神经元之间，起联络作用。

（3）光感受器细胞受光照射，接受刺激后其中的视色素发生化学变化产生膜电位改变，并形成神经冲动通过双极细胞传到神经节细胞，最后通过视神经沿视路终达大脑枕叶视觉中枢产生视觉。

（4）光感受器细胞（锥细胞和杆细胞）的超微结构包括外节、内节、连接纤毛、体部和突触。在生理功能上，外节居重要地位。外节由许多扁平膜盘堆积组成，约含700个。外节的外周为浆膜所围绕。锥细胞外段呈圆锥形，其膜盘与浆膜连接，膜盘含有三种与色觉相应的视色素。

视杆细胞外节则为圆柱形,膜盘与浆膜分离,膜盘内充满视紫红质,为感光色素。膜盘脱落与光刺激有关,其吞噬则由视网膜色素上皮完成。

(5)光感受器细胞的光化学反应过程。目前,对杆细胞研究得比较清楚,在杆细胞外节中含有视紫红质,由维生素 A 醛和视蛋白相结合而成。在光的作用下,视紫红质褪色、分解为全反式视黄醛和视蛋白。在视黄醛还原酶和辅酶 I 的作用下,全反式视黄醛又还原为无活性的全反式维生素 A,并经血流入肝脏,再转变为顺式维生素 A。顺式维生素 A 再经血入眼内,经视黄醛还原酶和辅酶 I 的氧化作用,成为有活性的顺式视黄醛,在暗处再与视蛋白合成视紫红质。在暗处视紫红质的再合成,能提高视网膜对弱光线的敏感性。在上述光化学反应中,如果缺乏维生素 A 等,就会导致视紫红质再合成发生障碍,引起暗适应功能降低或消失,于是在弱光线下(晚上),看不见东西,临床上称夜盲症。

已知视锥细胞中含有视紫蓝质、视紫质、视青质,也是由一种维生素 A 醛及视蛋白结合而成,是锥细胞感光功能的物质基础,与明视觉和色觉有关。但其光化学反应比较复杂,尚没有充分得以阐明。

(6)视盘:也称视乳头,位于眼球后极稍偏鼻侧,直径约 1.5 mm,是视神经纤维汇集穿出眼球的部位。其中央呈漏斗状,称生理凹陷,其形状、大小、位置、深度因人而异。视盘无感光细胞,故无视觉。所以在正常视野中存在一个盲点叫生理盲点。视盘有丰富的血管所以呈淡红色。

(7)黄斑:视网膜内面正对视轴处,距视盘 3～4 mm 的颞侧稍偏下方,有一椭圆形凹陷区称黄斑。其直径 1～3 mm,为锥细胞集中处。黄斑区没有视网膜血管,此区营养主要依靠脉络膜毛细血管层供应。该区中央有一凹,称中心凹,此处视网膜最薄,只有锥细胞,视网膜的其他各层均向旁侧散开,呈斜坡状。光线到达中心凹时能直接照射到锥细胞上,是中心视力最敏锐之处。黄斑区以外的视网膜司周边视力,黄斑至视盘的神经纤维呈弧形分布,约为视神经所含全部纤维一半,从而保证了黄斑的生理功能需要。

(8)锯齿缘:锯齿缘为视网膜感觉部前端的终止处,距角巩膜缘 6.6～7.9 mm。

二、眼内容物

眼内容物包括房水、晶状体和玻璃体。通常与角膜一起统称为眼的屈光介质。特点是透明、无血管、具有一定的屈光指数,保证光线通过。

(一)房水

在角膜后面与虹膜和晶体前面之间的空隙叫前房,中央部深 2.5～3 mm,其周围部称前房角。在虹膜后面,睫状体和晶状体赤道部之间的环形间隙叫后房。充满前、后房的透明液体叫房水。房水由睫状突上皮细胞产生,总量为 0.25～0.3 mL。主要成分为水,含有少量氯化物、蛋白质、维生素 C、尿素及无机盐类等,房水呈弱碱性,比重较水略高。

1.房水的主要功能

(1)供给眼内组织,尤其是角膜、晶状体的营养和氧气,并排出其新陈代谢产物。

(2)维持眼内压。房水的产生和排出与眼内压关系密切,正常时两者处于平衡状态。当某种因素使平衡失调,可导致眼压的增高或降低,对眼组织和视功能造成障碍。

(3)房水是屈光间质之一,具有屈光作用,屈光指数为 1.3336。

2.房水产生和排出的主要途径

睫状突上皮产生房水→后房→瞳孔→前房→前房角→小梁网→巩膜静脉窦→经集液管和房水静脉→最后进入巩膜表层的睫状前静脉而归入全身血循环。少量房水在虹膜表面隐窝处被吸收,此外,尚有少部分房水经脉络膜上腔吸收。

(二)晶状体

晶状体是一个双凸透镜状的富有弹性的透明体。位于虹膜、瞳孔之后,玻璃体之前,由晶体悬韧带与睫状体联系固定。晶状体后表面的凸度大于前表面,是重要的屈光间质之一。后表面中央叫后极,前表面中央叫前极,显露于瞳孔中央。前后两面交界处叫赤道。成人晶体直径9~10 mm,厚 4~5 mm。

1.晶状体组织结构

(1)晶体囊膜:是一层富有弹性的、无细胞的透明薄膜,完整地包绕在晶体周围。前面的称前囊,后面的称后囊,各部位囊膜厚度不一致,后囊较前囊薄,周边比中央区厚。

(2)上皮细胞:位于前囊内面直到赤道部附近,为一单层细胞,能不断分裂增殖推向赤道部,在赤道部逐渐延长,最后变成晶体纤维。而后囊膜下没有上皮细胞。

(3)晶体纤维:是构成晶状体的主要成分。其结构层次颇类似洋葱头,可分为两部分:①晶体皮质,新形成的晶体纤维位于囊膜下,居于外层,质软,构成晶体皮质。随纤维的老化,旧的纤维被挤向中央、脱水、硬化而形成晶状体核;②晶状体核,自外向内可分为成人核、婴儿核、胎儿核、胚胎核。

(4)晶体悬韧带:又称睫状小带,由一系列无弹性的坚韧纤维组成。从视网膜边缘、睫状体到达晶体赤道部附近,将晶体悬挂在生理位置上,同时协助睫状肌作用于晶状体而起到调节作用。

2.晶状体的生理特点

(1)晶体透明、无血管,是重要的屈光间质,其屈光力约为 19D。其营养主要来自房水,新陈代谢复杂。当代谢障碍或囊膜受损时,晶状体就变混浊,形成白内障而影响视力。

(2)晶体具有弹性,借助于睫状肌、悬韧带的作用改变其屈光力而具有调节作用。随年龄的增加,晶体变硬、弹性减弱而导致调节作用减退,出现老视。

(三)玻璃体

玻璃体为透明、无血管、无神经,具有一定弹性的胶体。充满在晶状体后的空腔内,是眼屈光间质之一。前面有一凹面称玻璃体凹,其他部分与视网膜和睫状体相贴,其间以视盘周围和锯齿缘前 2 mm 处结合最紧密。在玻璃体中央可见密度较低的狭长漏斗状管,称玻璃体管,在胚胎时有玻璃体动脉通过。玻璃体主要由胶原纤维及酸性黏多糖组成,其表层致密,形成玻璃样膜。玻璃体的生理特点是:①玻璃体无血管、无神经、透明,具有屈光作用。其营养来自脉络膜和房水,本身代谢极低,无再生能力,脱失后留下的空隙由房水填充。当玻璃体周围组织发生病变时,玻璃体代谢也受到影响而发生液化、变性和浑浊。②玻璃体充满眼球后 4/5 的玻璃体腔,起着支持视网膜和维持眼内压的作用。如果玻璃体脱失、液化、变性或形成机化条带,不但影响其透明度,而且易导致视网膜脱离。

第二节 眼附属器的解剖和生理

一、眼睑

眼睑是覆盖在眼球前面能灵活运动的帘状组织,是眼球前面的屏障。主要生理功能是保护眼球,防止损伤。眼睑分为上睑和下睑,上下眼睑之间的裂隙为睑裂。眼睑外端联合处叫外眦,呈锐角。内端联合处叫内眦,钝圆。游离边缘叫睑缘。分前后两唇,前唇钝圆,有排列整齐的睫毛。睫毛的根部有毛囊,其周围有皮脂腺称为 Zeis 腺及变态汗腺称 Moll 腺。它们的排泄管开口于毛囊。后唇边缘较锐紧贴于眼球前部。两唇间皮肤与黏膜交界处形成浅灰色线,称缘间线或灰线。在灰线与后唇之间,有排成一行的细孔,为睑板腺的开口。近内眦部上下睑缘各有一乳头状隆起,中央有一小孔称上下泪小点,为泪小管的开口。在内眦角与眼球之间有一结膜形成的皱襞,呈半月状,称半月皱襞。此皱襞与内眦皮肤之间被围结成一个低陷区,此处称为泪湖。泪湖中近半月皱襞处有一肉状隆起称泪阜,泪阜上生有少数细软的毳毛。

(一)眼睑的层次

1.皮肤层

皮肤层是人体较薄的皮肤之一,细嫩而富于弹性。因为下面的结构疏松,所以睑皮肤易滑动和形成皱褶。

2.皮下组织层

皮下组织层为疏松结缔组织和少量的脂肪,是人体较松软的组织之一,便于眼睑轻巧灵活地活动,最易引起水肿和皮下瘀血。

3.肌层

此层包含三种肌肉:眼轮匝肌、上睑提肌、Müller 肌。

(1)眼轮匝肌:肌纤维的走行是以睑裂为中心,环绕上下睑,形似一个扁环形。其范围很广,分为眶部、睑部和泪囊部。由面神经支配眼睑做闭合动作。

(2)提上睑肌:起于视神经孔周围的腱环,沿眶上壁向前至眶缘呈扇形散开,一部分止于睑板前面,另一部分穿过眼轮匝肌止于上睑皮肤下。由动眼神经支配,司上睑提起。

(3)Müller 肌:上睑的肌肉起源于提上睑肌深面的肌纤维中,向下走行于提上睑肌和结膜之间,止于睑板上缘。下睑的肌肉较小,起源于下直肌,附着于睑板下缘,该肌受交感神经支配,协助开睑。当交感神经兴奋,如惊恐、愤怒或疼痛等时,此肌收缩,加大睑裂开程度。在眼轮匝肌与睑板之间有肌下组织层,使眼轮匝肌可以自由活动,此层内神经纤维特别丰富,是眼睑的感觉神经分布区。手术时应将麻药注入此层,用量少且可收到良好的效果。

4.睑板层

睑板层由致密结缔组织及弹力纤维构成。质硬如软骨,是眼睑的支架。其长度和形状与眼睑相似,呈半月状,前凸后凹,两端移行于内外眦韧带上。睑板中含有高度发达与睑缘垂直、互相呈平行排列的睑板腺,开口于睑缘后唇,分泌油脂状物,以润滑睑缘、减少摩擦和防止泪液从睑缘外溢。油脂也参与构成泪液膜。

5.结膜层

结膜层为眼睑的最后一层,它和睑板后面紧密贴合而不易分离,与覆盖在眼球前面的球结膜及角膜直接接触。睑结膜与睑皮肤相会之处成睑缘灰线。

(二)眼睑的血管

1.动脉血供

动脉血供有两个来源。一是来自颈外动脉的分支:包括面动脉、颞浅动脉和眶下动脉。二是来自颈内动脉的眼动脉分支:包括鼻背动脉、眶上动脉、泪腺动脉和额动脉。眼睑的浅部组织由这些动脉分支吻合形成的动脉网供应。深部组织则由这些动脉形成的眼睑动脉弓供应。一般下睑有两个动脉弓,即睑缘动脉弓及周围动脉弓。

2.眼睑静脉

眼睑静脉也分为两个系统。浅层位于睑板之前,回流到面前静脉和颞浅静脉;深层位于睑板之后,汇入眼眶静脉回流到海绵窦或经面深部静脉,经翼状丛再回流到海绵窦。深浅静脉系统之间有吻合,在面静脉处相遇,成为整个眼睑静脉系统的汇合点。眼睑静脉无瓣膜,因此炎症化脓时有可能蔓延到海绵窦及颅内而引起严重后果。

(三)眼睑的淋巴

眼睑的淋巴分为内外两组引流。下睑内侧 2/3 和上睑内侧 1/3 由内侧淋巴组引流汇入颌下淋巴结;上下睑的交通部分则分深浅两组,分别由外侧淋巴组引流汇入耳前淋巴结和腮腺淋巴结。

(四)眼睑的神经

眼睑的神经包括运动神经、感觉神经和交感神经三种。

1.运动神经

(1)面神经的分支(颞支和颧支)支配眼轮匝肌,司眼睑闭合。

(2)动眼神经的分支(上支)支配上睑提肌,司上睑的提升。

2.感觉神经

(1)眼神经:由此支发出的泪腺神经,司外眦附近感觉;眶上神经为上睑的主要感觉神经。滑车上、下神经支配内眦部上下睑。

(2)上颌神经(三叉神经的第二支):由此支发出的眶下神经,是主要的下睑感觉神经。

3.交感神经

来自颈交感神经的分支,主要支配 Müller 肌,并分布于血管及皮肤腺体。

二、结膜

结膜为一层薄而透明的黏膜组织,覆盖在眼睑后面和眼球前面,分睑结膜、球结膜、穹隆部结膜。由结膜形成的囊状间隙称为结膜囊。睑裂相当于其开口处。

(一)睑结膜

覆贴于睑板之后,在距下睑缘后唇 2 mm 处,有一与睑缘平行的浅沟,叫睑板下沟。常为细小异物存留之处。

（二）球结膜

覆盖于眼球前部的巩膜表面，与巩膜表面的球筋膜疏松相连，富于弹性，易推动。球结膜下注射即在此部位进行。在角膜缘处结膜上皮细胞移行为角膜上皮细胞，因而结膜病可累及角膜。

（三）穹隆部结膜

穹隆部结膜为球结膜和睑结膜的移行部分，多皱襞，便于眼球转动，是结膜中最厚、最松弛的部分。上穹隆部较深，下穹隆部较浅。穹隆部上皮细胞为复层柱状上皮细胞，上皮细胞下含有多量的淋巴细胞，有时形成滤泡。该部血管丰富。

（四）结膜的血管

1.来自眼睑的动脉弓和睫状前动脉

（1）睑缘动脉弓穿通支于睑板下沟处，穿过睑板分布于睑结膜。

（2）周围动脉弓发出上行及下行支。下行支走向睑缘与睑缘动脉弓的交通支吻合供应睑结膜。上行支走向穹隆，再下行移向球结膜即结膜后动脉。结膜后动脉向前，距角膜缘约 4 mm 处与结膜前动脉吻合。供应睑结膜、穹隆部结膜及距角膜缘 4 mm 以外的球结膜。此血管充血称为结膜充血。

（3）睫状前动脉，在角膜缘外约 4 mm 处穿入巩膜与虹膜动脉大环相吻合。尚未穿入巩膜时，其末梢细支继续向前形成结膜前动脉，并在角膜缘周围形成深层血管网，此血管充血时，为睫状充血。

2.结膜的动静脉

结膜的静脉与相应的动脉伴行，但远较动脉为多。上下穹隆部形成明显的静脉丛，来自睑结膜、穹隆部结膜和大部球结膜静脉回流引入眼睑的静脉。相当于上睑周围动脉弓处，有一重要而明显的静脉丛，位于提上睑肌肌腱之间，其血液通过提上睑肌和上直肌的静脉，回流到眼静脉。角膜周围的静脉网不如动脉网明显，回流于眼静脉。

（五）结膜的淋巴

结膜淋巴发育良好，在结膜下组织内形成深浅两个淋巴管网，深层淋巴管网也引流浅层的淋巴。深层两丛淋巴管都与眼睑淋巴管会合。最后外侧者回流于耳前腮腺淋巴结，内侧者汇入颌下淋巴结。

（六）结膜的神经

结膜的神经分为感觉神经和交感神经两种。感觉神经来自三叉神经的第一、二分支。从第一分支（眼支）起源的有泪腺神经、眶上、滑车上下神经。分别支配上睑、穹隆部、球结膜及泪阜、半月皱襞相应的结膜。靠近角膜缘的球结膜由睫状神经支配，也属于三叉神经的第一分支。从第二分支（上颌神经）起源的眶下神经主要支配下睑结膜和下穹隆部结膜。交感神经纤维来自眼动脉的交感神经丛，是从海绵窦交感神经丛起源的。

三、泪器

泪器由两部分组成：①分泌泪液部分，包括泪腺和副泪腺。②排泄泪液部分（泪道），包括泪小点、泪小管、泪囊和鼻泪管。

（一）泪腺

泪腺位于眼眶前部外上方的泪腺窝内,被上睑提肌肌腱分隔为较大的眶部和较小的睑部泪腺,两部在后面借结缔组织相连接。其排泄导管 10～12 根,开口于外侧上穹隆部结膜处。

血液供给来自眼动脉泪腺支。泪腺的神经复杂,为混合性神经,包括来自第 Ⅴ 颅神经眼支的感觉纤维和起源于颈内动脉丛的交感纤维,以及来自脑桥泪腺核的分泌纤维,司泪液的分泌（副交感神经）。

（二）泪道

1.泪点

泪点为泪道的起始部,位于距内眦 6 mm 的睑缘上。上下各一个,分别称上泪点和下泪点。泪点开口面向泪湖。

2.泪小管

泪小管始于泪点,开始时垂直于睑缘 1～2 mm,然后再转水平向鼻侧进行,最后上下泪小管连合成总泪小管,再与泪囊相接。有时上下泪小管不会合而直接与泪囊连接。

3.泪囊

泪囊位于泪骨的泪囊窝内,上部在内眦韧带的后面,为一囊状结构,其顶端闭合成一盲端,下端与鼻泪管相接。正常泪囊长约 12 mm,管径约 4 mm。

4.鼻泪管

鼻泪管上与泪囊相接,向下逐渐变窄,开口于鼻道内。鼻腔疾病可引起泪道感染或鼻泪管阻塞而发生溢泪。

泪液自泪腺分泌经排泄管进入结膜囊,依靠瞬目运动和泪小管虹吸作用,向内眦汇集于泪湖,而后进入泪小点,通过泪道排出鼻腔,一部分泪液则随暴露部分而蒸发。

泪液为弱碱性透明液体,除含有少量蛋白和无机盐外,尚含有溶菌酶、免疫球蛋白 A（IgA）、补体系统、β 溶素和乳铁蛋白。泪液除具有湿润眼球作用外,还具有清洁和灭菌作用。当有刺激时,大量泪液分泌可冲洗和排除微小异物。在正常情况下,泪液 16 h 内可分泌 0.5～0.6 mL。在睡眠状态下,泪液的分泌基本停止,在疼痛和情绪激动时则大量分泌。

四、眼外肌

眼外肌是附着于眼球外部的肌肉,与眼内肌（睫状肌、瞳孔开大肌和括约肌）系相对的名称。眼外肌是司眼球运动的横纹肌,每眼各有 6 条,按其走行方向分直肌和斜肌,直肌 4 条即上、下、内、外直肌;斜肌两条是,上斜肌和下斜肌。

四条直肌均起始于眶尖部视神经孔周围的总腱环。各肌的肌纤维自成一束,包围视神经分别向前展开,附着在眼球赤道前方,距角膜缘不同距离的巩膜上。内、下、外、上直肌分别附着于角膜缘后 5.5 mm、6.5 mm、6.9 mm、7.7 mm 处。上斜肌也起始于总腱环,沿眶上壁与眶内壁交角处前行,在接近眶内上缘处变为肌腱,穿过滑车的纤维环,然后转向后外方经过上直肌的下面,到眼球赤道部后方,附着于眼球后外上部。下斜肌起源于眶壁的内下侧,然后经下直肌与眶下壁之间,向外伸展至眼球赤道部后方,附着于眼球的后外侧。眼外肌的血液由眼动脉的肌支供给。以上各条眼外肌对眼球的作用,是指眼球向正前方时而言。当变动眼位时,各肌的作用也有所变动。眼球的每一运动,都是各肌协作共同完成的,两眼的运动也必须协调一致。

五、眼眶

眼眶是容纳眼球等组织的类似四边锥形的骨腔,左右各一,互相对称。成人眶深4~5 cm。眼眶除外侧壁比较坚固外,其他三壁骨质均菲薄。临床上眼眶病变可能损害眼球和视神经,还可引起鼻旁窦和颅内病变。同样,各鼻窦及颅内的病变有时也可波及眶内组织。眼眶内容物有眼球、视神经、眼外肌、泪腺、脂肪、血管、神经等。眼眶壁上有许多孔、裂、缝隙、窝,重要的有以下几处。

1.视神经孔

视神经孔位于眶尖部,为视神经管的眶内开口。呈垂直椭圆形,直径为(6~6.5)×(4.5~5)mm。视神经管由蝶骨小翼的两根形成,长6~8 mm。视神经由此通过进入颅中窝,并有眼动脉自颅内经此管入眶。

2.眶上裂

眶上裂位于视神经孔外侧,眶外壁与眶上壁分界处,与颅中窝相通。动眼神经、滑车神经、外展神经、三叉神经第一支(眼神经)、眼静脉及交感神经纤维等由此裂通过。此处受损伤则出现眶上裂综合征。

3.眶下裂

眶下裂在眶外壁与眶上壁之间,有眶下神经,三叉神经第二分支,眶下动脉及眶下静脉与翼腭静脉丛的吻合支等通过。

4.眶上切迹(或孔)

眶上切迹在眶上缘外2/3和内1/3交界处,可触及。系眶上神经和眶上静脉通过处。

5.眶下孔

眶下孔在眶下缘中部,缘下4~8 mm处,有眶下神经、眶下动脉通过。

6.眼眶的窝

眼眶外上角处有泪腺窝,容纳泪腺。在眼眶内上角处有滑车窝,此处有滑车,供上斜肌通过。

眼眶内侧壁前方有泪囊窝,泪囊位于窝内。泪囊窝前缘为泪前嵴,后缘为泪后嵴,下方接骨性鼻泪管,为泪囊手术时重要解剖标志。

第三节　眼部血液供给及神经支配

一、血液供给

(一)眼球的血液供给

眼球的血供来自眼动脉。眼动脉自颈内动脉分出后经视神经管入眶,分成两个独立的系统。一是视网膜中央血管系统,供应视网膜内数层(第二、第三神经元和视神经球内部分营养)。二是睫状血管系统,供应除视网膜中央动脉供应外的眼球其他部分。包括眼球血管膜、视网膜外层(第一神经元)、视神经、巩膜及角膜部分营养。

1.视网膜中央血管系统

(1)视网膜中央动脉:在眶内从眼动脉发出,于眼球后 9～11 mm 处穿入视神经中央,从视盘穿出。多数情况下,首先在视盘上分出上、下两支,以后每一支再分出鼻侧、颞侧分支,即形成鼻上、鼻下、颞上、颞下四支,它们相互间不吻合,属终末动脉,分布于视网膜内。较大血管主要分布在神经纤维层内,分支到神经节细胞层。在内网状层和内核层则为毛细血管。内核层以外的视网膜各层为无血管区,其营养供应来自脉络膜。颞上、下支向颞侧伸展,围绕黄斑向中央分出毛细血管细支,但不到中心凹处,在黄斑区中心凹约 0.5 mm 直径范围内为无血管区。此处营养主要依靠脉络膜血管。

(2)视网膜中央静脉:血管及分支走行大致和同名动脉相同,但不平行,和动脉交叉处有共同鞘膜,分支间互相不吻合。经眼上静脉,最后汇入海绵窦。

2.睫状血管系统

(1)动脉

1)睫状后短动脉:在球后视神经周围,发出 10～20 小支穿过巩膜,在脉络膜内逐级分支,形成脉络血管网,直到毛细血管小叶,呈划区供应。除营养脉络膜外,还供应视网膜外四层、黄斑及视神经球内部(视盘)营养。睫状后短动脉在穿过巩膜之后进入脉络膜之前,在巩膜内,邻近视盘周围互相吻合形成巩膜内血管环,营养靠近眼球内部的视神经。在视盘的颞侧缘有时睫状后短动脉发出细支,分布到视网膜黄斑区及其附近称睫状视网膜动脉。它供应范围虽小,但当视网膜中央动脉完全阻塞时,可使黄斑视力得以保留。

2)睫状后长动脉:自眼动脉分出,共两支,于视神经鼻侧和颞侧,在较睫状后短动脉离视神经稍远处,斜行穿入巩膜,经脉络膜上腔水平位置前行直达睫状体,与睫状前动脉吻合形成虹膜大环。并由此环发出分支再形成虹膜小环,少数分支返回脉络膜前部。主要供应虹膜、睫状体和脉络膜前部。

3)睫状前动脉:是由眼动脉四条直肌的分支肌动脉而来。除外直肌仅有一支外,其他三条直肌均有两支肌动脉。这七支睫状前动脉沿巩膜表面,随直肌前行,距角膜缘 3～4 mm 处分支如下:①以接近垂直的角度穿过巩膜进入睫状体和睫状后长动脉吻合,参与虹膜大环的组成,以营养睫状体、虹膜。②在参与形成虹膜大环之前,有少数返回支与睫状后短动脉吻合。③向巩膜表层发出回归动脉支,沿眼球、巩膜面后行与来自睫状后短动脉的巩膜表层血管吻合,以营养巩膜。④向前分支围绕角膜缘形成角膜缘血管网,分深浅两层。浅层血管网分布在距角膜 4 mm 以内的球结膜,营养前部球结膜及角膜前层。深层血管网在正常情况下看不到,当角膜、虹膜及睫状体炎症或眼压升高时,这部分血管充血即可见到,临床上称为"睫状充血"。⑤浅层角膜周围血管网的返回支(结膜前动脉)与从穹隆部来的结膜后动脉(眼睑动脉弓的分支)相吻合,供应角膜缘附近及前部球结膜。

(2)静脉

1)涡静脉:共 4～6 条,收集部分虹膜、睫状体和全部脉络膜血液。在上、下直肌两侧,眼球赤道部后5～8 mm处,斜向穿过巩膜,分别经眼上静脉、眼下静脉进入海绵窦。涡静脉干在进入巩膜前呈壶腹状扩大,且因有放射状及弯曲的静脉支加入,全部外观呈旋涡状故名涡状静脉。

2)睫状前静脉:收集部分虹膜、睫状体的血液及巩膜静脉窦流出的房水,经巩膜表层静脉丛进入眼上、下静脉汇入海绵窦。眼下静脉通过眶下裂与翼状静脉丛相交通。睫状前静脉在临床上很重要,因它与房水的流畅有密切关系。

（二）眼附属器的血液供给

眼附属器除由来自颈内动脉分支眼动脉供应外,尚有颈外动脉分支面动脉、颞浅动脉、眶下动脉供应。

二、神经支配

（一）运动神经

1.动眼神经

动眼神经支配上直肌、下直肌、内直肌、下斜肌、提上睑肌。动眼神经副交感纤维睫状神经节、睫状短神经支配睫状肌和瞳孔括约肌的运动。

2.滑车神经

滑车神经支配上斜肌。

3.外展神经

外展神经支配外直肌。

4.面神经的颞支和颧支

面神经的颞支和颧支支配眼轮匝肌以完成闭睑动作。

（二）感觉神经

1.三叉神经第一支（眼神经）

眼神经司眼球、上睑、泪腺等部感觉。

2.三叉神经第二支（上颌神经）

上颌神经司下睑感觉。

（三）睫状神经及睫状神经节

1.睫状神经

眼球是受睫状神经支配的。睫状神经含有感觉、交感、副交感纤维,分睫状长神经和睫状短神经。睫状长神经为三叉神经第一支眼神经的鼻睫状神经分支。睫状短神经则由睫状神经节发出共6～10条,前进中彼此间吻合,并与睫状长神经间有吻合支。睫状长神经和睫状短神经均在眼球后极部穿入巩膜,而后行走于脉络膜上腔,前行到睫状体,形成神经丛,由此发出细支支配虹膜、睫状体、角膜、巩膜和角巩膜缘部结膜的知觉,以及瞳孔扩大肌、瞳孔括约肌和睫状肌的运动。部分睫状神经在未达到睫状体前,在脉络膜形成神经丛并发出分支,支配脉络膜血管舒缩。

2.睫状神经节

位于外直肌和视神经之间,呈扁平长方形,前后径2 mm,垂直径1 mm,距眶尖约10 mm。

（1）睫状神经节的节前纤维:由三种不同来源的神经根组成。

1)感觉根:即长根,来自三叉神经第一枝眼神经的鼻睫状神经,长 6～12 mm,通过神经节时不换神经元,直接通过。此根含有来自角膜、虹膜、睫状体的向心性感觉纤维,司眼球的感觉。

2)运动根:即短根,来自动眼神经下斜肌分支,长 1～2 mm,含有副交感神经纤维,在神经节内换神经元,司瞳孔括约肌和睫状肌运动。

3)交感根:来自颈内动脉四周的交感神经丛,经过神经节时不换神经元,司眼内血管的舒缩和瞳孔扩大肌的运动。

(2)睫状神经节的节后纤维:睫状神经节内含有支配眼球组织的感觉纤维,临床上做眼内手术时常施行球后麻醉,以阻断此神经节,以达到镇痛作用。

第二章　耳鼻咽喉的解剖及生理

第一节　耳的解剖及生理

一、外耳

(一)耳郭

耳郭除耳垂由脂肪和结缔组织构成外,其余由弹性软骨组成,外覆软骨膜和皮肤。耳郭韧带和肌肉附于头颅和颞骨。耳郭分前、后两面,后面较平面微凸,前面凹凸不平形成耳轮、对耳轮,耳轮脚、对耳轮脚、三角窝、舟状窝(或耳舟)、耳甲、耳甲艇、耳甲腔、耳屏、对耳屏、耳屏间切迹、耳垂等标志。

(二)外耳道

成人平均长度 2.5～3.5 cm。分软骨部和骨部,软骨部居于外侧,占全长的 1/3。软骨部的前下壁有裂隙,为外耳道和腮腺之间提供互相感染的途径。下颌关节位于外耳道的前方,关节运动时可使外耳道软骨部变形。骨部居于外耳道内侧 2/3 处。骨部的前壁、下壁和后壁的大部分由颞骨的鼓部组成。鼓部在外耳道的内侧端形成鼓沟,鼓膜的紧张部附着于此。鼓沟上部分缺口名鼓切迹,鼓膜的松弛部附着于此。外耳道的方向软骨部是向内向后上方,至骨部则转向前下方,故检查时应将耳郭向后上方牵拉使成直线,才易看清鼓膜,但小儿仅有弧形弯曲,检查时需将耳郭向后下牵引。因鼓膜位置倾斜,所以外耳道的前壁和下壁较长。在外耳道的软骨部和骨部交界较窄处称外耳道峡部,外耳道异物多停留于此。婴儿的外耳道因骨部和软骨部尚未发育完全,故较狭窄。整个外耳道覆盖皮肤,仅软骨部的皮下组织有毛囊、皮脂腺及耵聍腺,故易感染而患耳疖。因皮肤和软骨附着较紧,故疖肿疼痛剧烈。耵聍腺构造与汗腺类似,能分泌耵聍。

(三)外耳的血管、神经和淋巴

1.耳郭血液

耳郭血液由颞浅、耳后、耳深动脉供给,并至鼓膜外层。

2.外耳淋巴

汇入耳前、耳后、耳下、颞浅和颈深上淋巴结。

3.外耳神经

感觉神经由耳大神经、枕小神经、耳颞神经及迷走神经耳支分布,当刺激外耳道时常有咳嗽出现,即迷走神经耳支受刺激之故。

二、中耳

中耳包括鼓室、咽鼓管、鼓窦和乳突四部分。

(一)鼓室

鼓室为鼓膜和内耳外侧壁之间的空腔。向前借咽鼓管鼓口与鼻咽部相通,向后借鼓窦入口与鼓窦相通,内有听骨、肌肉、韧带和神经。鼓室黏膜和咽鼓管、鼓窦黏膜相连续。在鼓膜、鼓岬和听骨表面的黏膜为无纤毛扁平上皮,其他部分为纤毛柱状上皮,黏膜内有分泌细胞。鼓室分为三部分,位于鼓膜紧张部平面以上的部分为上鼓室;位于鼓膜下缘以下的部分为下鼓室;位于上下鼓室之间者为中鼓室。上鼓室内外径约 6 mm,中鼓室的最短内外径约 2 mm,下鼓室的内外径约 4 mm。

1.鼓室的六个壁

鼓室有上、下、内、外、前、后六个壁。

(1)上壁:亦称鼓室盖,属颞骨岩部分,是一层薄骨板,将鼓室与颅中窝分隔,向后和鼓窦盖相连。鼓室盖有岩鳞缝,幼儿时此骨缝骨化不全,硬脑膜的细小血管经此与鼓室相通,鼓室病变可经此引起颅内感染。

(2)下壁:为一层薄骨,将鼓室和颈静脉球分隔,向前和颈内动脉管的后壁相连。

(3)内壁:即内耳的外壁,在中部有一隆起名鼓岬,为耳蜗的基底转所在处。鼓岬骨面浅沟内有鼓室丛神经。鼓岬的后上方有前庭窗,又称卵圆窗,为镫骨底板借环状韧带将其封闭。鼓岬的后下方有蜗窗,亦称圆窗,通入耳蜗鼓阶,圆窗为一膜封闭,又称第二鼓膜,或圆窗膜。前庭窗上方有面神经水平段,面神经由此通过,该段的面神经骨管有时残缺,面神经直接暴露于鼓室黏膜下,是急性中耳炎早期出现面神经瘫痪的原因之一。前庭窗前上方有匙突,即鼓膜张肌骨管的末端弯曲向外形成,鼓膜张肌腱在此绕过。

(4)外壁:大部为鼓膜,小部为鼓膜连接的颞鳞部及鼓部组成,即上、下鼓室的外侧壁。

鼓膜为 8×9 mm^2 的椭圆形、灰白色的半透明薄膜,厚 0.1 mm,呈浅漏斗状,凹面向外,鼓膜自外上斜向内下,与外耳道底约成 45°角,婴儿鼓膜的倾斜度更为明显,几成水平位,所以清拭婴儿外耳道时,应避免向上损伤鼓膜。

鼓膜的周缘略厚,形成纤维骨环嵌附于鼓沟中,鼓沟上方有 5 mm 的缺口,称鼓切迹。鼓膜分两部分,其上方小部分称松弛部,薄而松弛。其余大部分鼓膜称紧张部。该部的鼓膜分为三层:外层是复层鳞状上皮与外耳道皮肤相连;中层由浅层的放射状和深层的环形纤维组织形成;内层为黏膜层是扁平上皮,与鼓室黏膜相连。

正常鼓膜有以下标志:①锤骨短突,鼓膜前上部灰白色的小突起,系锤骨短突自鼓膜深面的凸起。②鼓膜前后皱襞,为自锤骨短突向前、后伸延的鼓膜皱襞,皱襞上面为鼓膜松弛部,下面为鼓膜紧张部。鼓膜内陷者,其前后皱襞尤为明显。③锤骨柄,透过鼓膜表面的浅粉红色条纹状影,自短突向下微向后止于鼓脐。④光锥,鼓脐向前下方达鼓膜边缘的三角形反光区。

(5)前壁:前壁的上部为鼓膜张肌骨管,其下为咽鼓管鼓室口。前壁的下部借一薄骨壁将鼓室与颈内动脉分隔。

(6)后壁:后壁的上部有鼓窦入口,自上鼓室通入鼓窦,为中耳炎症向乳突气房扩散感染的通道。鼓窦入口的下方,前庭窗的后面和面神经垂直段的前面有一隆起,称锥隆起,内有小管,为镫骨肌腱所穿过,在锥隆起的外侧有鼓索神经穿出,进入鼓室。鼓室后壁为外耳道后壁的延续,有面神经垂直段通过,该垂直段位于面神经水平段交界处的后面。鼓窦入口的底部有一小窝名砧骨窝,内为钻骨短脚附着处。

2.鼓室　内有听骨、肌肉、韧带和神经。

(1)听骨:听骨有三块,即锤骨、钻骨和镫骨,它们一起构成听骨链。锤骨具有头、颈、柄、长突及短突各部,锤骨头位于上鼓室与砧骨体关节面相连处;锤骨柄附于鼓膜纤维层与黏膜层之间;锤骨短突接于鼓膜紧张部之前上方。砧骨分体部、长突和短突三部。砧骨体与锤骨头相连接;长突位于锤骨柄之后,末端呈小圆形节,名豆状突,与镫骨头相连接;短突向后位于鼓隐窝下部之砧骨窝内。镫骨分头、颈、脚及底板。头与砧骨长突相连接;颈部甚短,镫骨肌附其后侧;脚有二,由颈部前后分开而接于底部,前脚较后脚细小而直;底板为椭圆形骨片,上缘稍凸,下缘较直,由环状韧带连于前庭窗。各听骨之间形成活动关节接连,借以传导声波。砧骨血运较差,上鼓室病变时,易受侵犯坏死。

(2)肌肉:即镫骨肌与鼓膜张肌。①镫骨肌起自鼓室后壁锥隆起,向前止于镫骨颈。由面神经分出一小支支配它的运动,收缩时使镫骨底板的前端跷起,以减低内耳的压力。②鼓膜张肌起自咽鼓管软骨部、蝶骨大翼和鼓膜张肌管壁向后成肌腱,绕过匙突,止于锤骨颈。该肌由第 V 颅神经的下颌支所支配,它的作用是牵锤骨柄向内,增加鼓膜张力,减少振幅,可减少内耳损伤,同时对于高频音产生共振作用。

(3)韧带:听骨借韧带固定于鼓室内。有锤上、锤前、锤外侧韧带,砧骨上、砧骨后韧带、镫骨底部环韧带。

(4)鼓室神经。①面神经:面神经离开脑桥下缘后,会同听神经进入内耳道,经膝状神经节向后行,达锥隆起稍后方,即转向下行出茎乳孔。该神经出茎乳孔之前分两支,一支为镫骨肌神经,支配镫骨肌,另一支为鼓索神经,在距茎乳孔 6 mm 处分出,通过鼓室与舌神经连合,分布于舌前 2/3,司味觉。②感觉神经:有舌咽神经鼓室支和颈动脉(交感)神经丛的岩深支组成的鼓室丛。位于鼓岬表面,司鼓室,咽鼓管和乳突气房黏膜的感觉。

(二)咽鼓管

亦称耳咽管,是沟通鼻咽腔和鼓室的管道。是中耳通气引流的唯一通道,也是中耳感染的主要途径。它的鼓室口开口位于鼓室前壁,然后向前下、内通入鼻咽部侧壁,在下鼻甲后端的后下部,其开口的前上缘有隆起,称咽鼓管隆突(咽鼓管圆枕)。成人咽鼓管全长约 35 mm,内 1/3 为骨部,外 2/3 为软骨部,咽鼓管黏膜为纤毛柱状上皮,与鼻咽部及鼓室黏膜连续,纤毛的运动向鼻咽部,使鼓室内的分泌物得以排除。骨段与软骨段交界处狭窄,两端呈喇叭状。咽鼓管的鼻咽端开口在静止状态时是闭合的,当张口、吞咽、歌唱或打哈欠等动作时开放,空气乘机进入鼓室,以保持鼓室内外的气压平衡。司咽鼓管开放的肌肉是腭帆张肌,由三叉神经的下颌支支配。成人咽鼓管的鼻咽端开口较鼓室口低 15~25 mm,婴儿和儿童的咽鼓管较成人短而平直,口径相对较大,当鼻及鼻咽部感染时,较成人更易患中耳炎。

（三）鼓窦

鼓窦是上鼓室后上方的一个小腔,实际为一较大气房,是鼓室和乳突气房间的通道。初生儿已发育完成,但婴儿和儿童的鼓窦位置较高而浅。鼓窦上壁为鼓窦盖,与颅中窝相隔;下方与乳突小房相通;前方有鼓窦入口通鼓室;下为外耳道后壁及面神经垂直部开始段,后方借乙状窦骨板与颅后窝分隔;底及内侧壁为颞骨乳突及岩部构成,前部有外半规管凸及面神经管凸水平部的一部分;外壁为乳突处壳的一部分,即相当于外耳道上棘的后上方三角区,其骨面有许多小孔,称筛区,是乳突手术凿开鼓窦的重要标记。

（四）乳突

乳突位于鼓室的后下方,含有许多大小不等的气房,各气房彼此相通,与鼓室之间的鼓窦相通。出生后开始发育,至4～6岁时,整个乳突的气房发育完成。根据气房的发育程度可将乳突分为三型:①气化型占80%,气房发育良好,气房间隔很薄,乳突外层也薄;②硬化型,气房未发育,骨质致密;③板障型,气房小而多,气房间隔较厚,外层骨质较厚,颇似头盖骨的板障构造。

三、内耳

内耳又称迷路,位于颞骨岩部内,外有骨壳名骨迷路,内有膜迷路,膜迷路内含内淋巴液。膜迷路与骨迷路间含外淋巴液。外淋巴液经耳蜗导水管与脑脊液相通,内淋巴液由耳蜗螺丝旋韧带的血管纹所分泌。

（一）骨迷路

1. 耳蜗

耳蜗形似蜗牛壳,为螺旋样骨管。蜗底面向内耳道,耳蜗神经穿过此处许多小孔进入耳蜗。耳蜗中央有呈圆锥形骨质的蜗轴,从蜗轴有肌螺旋板伸入骨蜗管内,由耳蜗底盘旋上升,直达蜗顶。从骨螺旋板外缘有两薄膜连接骨蜗管外壁,与螺旋板平行延伸的薄膜名基底膜,又称 Reissner 氏膜。骨蜗管被基底膜和前庭膜分隔成前庭阶、鼓阶和蜗牛管三个管道。蜗管内储内淋巴,为一封闭的盲管。前庭阶和鼓阶内储外淋巴,并在蜗顶借蜗孔相交通。

2. 前庭

前庭呈椭圆形,居骨迷路中部,前接耳蜗,后接三个半规管。前庭外侧壁为鼓室内侧壁的一部分,有前庭窗及蜗窗,内壁即内耳道底。

3. 骨半规管

骨半规管为三个互相垂直的半环形的骨管,根据其所在的位置分外(水平)半规管、前半规管和后半规管。位于前庭的后上方。半规管的管腔直径为 1 mm,每个半规管的一端膨大部分为壶腹,其直径为 2 mm。由于前半规管和后半规管没有壶腹的一端合并而成总脚连接前庭,所以三个半规管只有 5 个开孔通入前庭。头直立时,外半规管平面约比地面后倾 30°角,壶腹端在前;前半规管的平面与同侧岩部的长轴垂直;后半规管的平面则与同侧岩部的长轴相平行。

（二）膜迷路

膜迷路形状与骨迷路相同,直径为骨半规管的 1/4,借纤维束固定于骨迷路壁上,悬浮于外淋巴液中。骨耳蜗内有膜蜗管;骨前庭内有椭圆囊和球囊;骨半规管内有膜半规管。

1.蜗管

蜗管为膜性螺旋管,蜗尖端为盲端,下端借连合管通入球囊,内含内淋巴液。其切面呈三角形,介于前庭阶和鼓阶之间。其上壁为前庭膜,其外侧壁增厚与骨蜗管的骨膜接连,因有血管增多,名血管纹。底壁为基底膜,基底膜上由支柱细胞,内、外毛细胞和胶状盖膜构成螺旋器,亦称柯蒂氏器,是耳蜗神经末梢感受器。基底膜的纤维组织呈辐射状从螺旋板伸到骨蜗管外侧壁,称底膜纤维。纤维的排列好像钢琴中的钢弦。靠近圆窗的纤维最短,长 64～128 μm,在近蜗尖的纤维最长,为 325～480 μm。全部的底膜纤维约有 2 400 条。

2.椭圆囊和球囊

二囊均在骨前庭内,囊内各有一个囊斑,其构造相同,由支柱细胞和感觉毛细胞的神经上皮所组成,毛细胞的纤毛上一层含有石灰质的胶质体,称为耳石。椭圆囊斑大部分位于囊的底壁,小部分位于囊的前壁。球囊斑居于囊的内侧壁上。囊斑为重力和直线加速度运动平衡的外周感受器。

3.膜半规管

两个膜半规管的壶腹内各有壶腹嵴,由支柱细胞和感觉细胞的神经上皮组成,毛细胞的纤毛较长,为一胶质膜覆盖,名壶腹嵴顶,亦称终顶。

(三)内耳血管和神经

内耳的血管大部由基底动脉的内听动脉所供给,间有耳后动脉茎乳支供给分布于半规管。前庭蜗神经:在脑桥和延髓间离开后,偕同面神经进入内耳道,在内耳道内分为耳蜗和前庭两支。耳蜗支穿入蜗轴内形成螺旋神经节,节内双极神经细胞的远侧突穿过螺旋板,终止于螺旋器。前庭支在内耳道内形成前庭神经节,节内双极细胞的远侧突终止在半规管壶腹嵴、球囊斑和椭圆囊斑。

四、耳的生理功能

耳的功能主要有二,一是听觉,二是平衡。

(一)听觉生理

听觉是人的主观感觉,声音是一种物理性能。物体振动后引起空气的振动而形成声波。不同物体的振动可产生不同的声波,并各具有不同的频率、波长、振幅和波形。物体每秒振动次数称为频率,其单位为赫(Hz),如频率高,波长就短。频率的高低决定音调的高低,振幅的大小则决定声音的强度。人的听觉感觉范围在 20～20 000 Hz,但对频率在 500～3 000 Hz 的声波最敏感,语言的频率正是在这个区间内。声音强度以分贝(dB)计算。

1.声音的传导

声音传入内耳的路径有二种,一种是空气传导,另一种是骨传导。在正常情况下,以空气传导为主。

(1)空气传导:声波自外界经空气传入内耳,一种途径为外耳→鼓膜→听骨链→前庭窗;另一种途径为声波自外耳→鼓膜→中耳鼓室内空气→蜗窗传入内耳,但以外耳→鼓膜→听骨链→前庭窗的径路最有效。当镫骨底板振动时,蜗窗膜即向相反的方向振动,从而使内耳淋巴液发生波动,引起螺旋器上基底膜的振动,刺激毛细胞而感音。

（2）骨传导：声波经颅骨传入内耳，有移动式和挤压式两种方式，二者协同可刺激螺旋器引起听觉。但其传音效能与正常的空气传导相比则微不足道。临床工作中用骨传导途径测量可鉴别传音性耳聋和神经性耳聋。骨传导途径为声波→颅骨→骨迷路→内耳淋巴液→螺旋器→听神经→大脑皮质听觉中枢。

2.外耳的生理

耳郭可以帮助收集外来的声波，人的耳郭较小，其集音功能不如其他动物，但对声源方向的判定有一定作用。

外耳道为一盲管，有共振功能，根据物理现象，当波长为其长度的四倍时能发生最好的共鸣。外耳道平均长度为 2.5 cm，则发生最好共鸣的波长应为 10 cm；根据实验结果，波长 10 cm 时的频率为 3 000～4 000 Hz，使外耳道共振效应得到的增益约为 10 dB。有人认为噪声性耳聋损害的频率在 4 000 Hz 上下，是与外耳道的共鸣作用有关。此外，外耳能保护耳的深部结构免受外伤。

3.中耳的生理

（1）鼓室传声装置的生理：在声波从空气中传入内耳淋巴液的过程中，仅有约 0.1% 的声波能顺利传入，其余 99.9% 的声波由于空气和水介质密度不同而被反射，相当丧失约 30 dB。因此，必须有一种特殊的传声变压装置，方能使声波有效地传入内耳淋巴液内。中耳的解剖结构就是这样一种传声变压装置。

鼓膜本身面积为 85 mm²，其有效面积为 55 mm²，而镫骨底板面积则为 3.2 mm²，故鼓膜的有效振动面积为镫骨底板面积的 17 倍。由此，声波从鼓膜传到镫骨底板时，其声压将被提高 17 倍。由此，声波从鼓膜传到镫骨底板时，其声压将被提高 17 倍，加之锤骨柄长度比砧骨长突长 1.3 倍，听骨链的杠杆作用也随之可使振动力加强约 1.3 倍。因此，声波经过鼓膜、听骨链到达底板时其声压将提高 22.1(1.3×17) 倍，相当于声强级 27 dB。

前庭窗与蜗窗不在一个平面，在鼓膜、听骨链正常情况下，声波压缩期的高峰先到达前庭窗，后至蜗窗，蜗窗起缓冲作用，此为位相差，位相差可减少声波同时到达两窗的抵消作用，使内淋巴液发生波动，引起螺旋器上基底膜的振动，刺激毛细胞而感音。如鼓膜大穿孔，声波到达两窗的时间与位相基本一致，此抵消作用可使听力损失 20 dB。

鼓膜张肌收缩可使鼓膜向内拉紧，稍可增加鼓室内压力，镫骨肌收缩可将镫骨向外拉，这两肌肉的反射性收缩均可减少声波的振幅，以保护内耳免遭损伤。

（2）咽鼓管的生理：咽鼓管的主要功能为调节鼓室内气压与外界平衡，此为声波正常传导的重要条件。因此，咽鼓管功能是否正常是决定鼓室成形术的条件之一。咽鼓管的鼻咽端开口平时呈闭合状态，当吞咽、张口或打哈欠等动作时，咽鼓管咽口开放，以维持鼓室内外气压的平衡。如飞机下降，潜水工作或外界气压剧烈变动（如爆震时），应做张口或吞咽动作，使咽鼓管口开放，减少中耳气压伤的发生。此外，咽鼓管借纤毛运动，可将鼓室内分泌物排至鼻咽部。

4.耳蜗的生理

（1）耳蜗的传音生理：当声波经前庭窗进入耳蜗变成液波时，基底膜则随液波上下移动。当其向上移动时，毛细胞顶部的网状层与盖膜则以螺旋板缘为支点进行移动，结果在两者之间形成剪刀式的运动，毛细胞的纤毛被弯曲，使其底部的神经末梢产生神经冲动，经神经纤维传至中枢,形成听觉。

(2)耳蜗的感音生理

共振学说:又称钢琴学说或周围分析学说。根据耳蜗螺旋器的解剖构造,Helmholtz 氏于1863 年首倡此说。主要内容为:①在耳蜗内进行初步的声音分析。②耳蜗本身为一整体的共振器,每一个声频在基底膜上具有一定的共振部位,故又称部位学说,其认为声调辨别取决于基底膜的最大振动部位。③低音引起耳蜗顶部基底膜的较长纤维的相应振动,高音则引起耳蜗底部基底膜较短纤维的相应振动。

行波学说:Bekesy 氏于是 1928 年创此说,与共振学说不同之处在于声波引起的淋巴液波从前庭窗向蜗孔方向传递,基底膜共振区因之呈波形振动,而不像共振学说呈"上下"振动。出现振幅最大的波峰部位取决于不同的频率,在波峰之后的波形逐渐消失。由于波峰随声音频率的不同而异,行波学说基本上也属于部位学说的范畴。

电话学说:又称扩音学说或中枢分析学说。Rutherford 氏于 1896 年提倡此说。他认为人类内耳和中枢的传音作用也如电话机传声原理,即声波激动外淋巴细胞而使神经末梢兴奋,此种兴奋如电流一样,经神经纤维传到中枢,由中枢神经组织对这些声音作出译码。现在通常认为耳蜗具有电话机功能。

排放学说:亦称电话部位或频率部位学说。低频率音(400 Hz 以下)为电话样编码,而高频率音(4 000 Hz 以上)为部位编码,中频率音(400~4 000 Hz)系由听觉系统利用部位及电话样信息以辨别各频率。

巴甫洛夫认为大脑皮质的声音分析器在颞叶有一核心部,对声音的分析与综合具有最精确的能力。离开核心部也有司听觉分析的细胞散布在大脑皮质的其他部位,如脑岛,中央沟上区、前外侧回及运动区的一部分。

(二)平衡生理

人依靠前庭、视觉和本体感觉三个系统的协调作用来维持身体的平衡,其中以前庭功能最为重要。第八脑神经的前庭核与眼肌及身体各部肌肉有较广泛神经联系,故前庭能维持身体平衡,实为一种范围广泛的反射作用。其功能可分为下列三种。

静平衡:为椭圆囊和球囊所维持。因椭圆囊斑上部胶状膜内耳石的比重是 2.71,内淋巴的比重是 1.003。由于这种比重的差别,当头位的改变或静止时,耳石对感觉毛细胞的纤毛产生牵引或压迫或剪切刺激,刺激循神经纤维传入各级中枢,从而使身体感知各种不同的头位和头位的变化,并引起相应的肌肉反应,来维持身体的平衡。

动态平衡:各半规管的作用为让身体运动时保持平衡。壶腹嵴是旋转运动加速或减速的外周感受器,由此引起旋转感觉和眼肌与肢体、躯干肌肉的反射性运动,以维持身体的平衡。

壶腹嵴的毛细胞埋在胶状的终顶内,终顶因内淋巴液流动而发生偏斜,使毛细胞受刺激,外半规管的毛细胞在内淋巴流向椭圆囊侧时(向壶腹)受刺激,在内淋巴液流向管侧(离壶腹)时受抑制;但在上、后半规管却与前者相反,即内淋巴液向壶腹时受刺激。因人体两侧的壶腹位置是处在相对部位,当一侧壶腹刺激,则另一侧必然受抑制。壶腹嵴的终顶偏斜的程度加速运动的强弱成正比。因每侧三个半规管都互相垂直,故当头部处在任何平面上做旋转运动时,两侧相对应的半规管(如两侧的外半规管,左侧的前半规管与右侧的后半规管,右侧的后半规管与左侧的前半规管)的内淋巴液分别有离壶腹或向壶腹的运动,而使壶腹终顶偏斜,毛细胞将冲动传至前庭中枢。当半规管随角加速度运动而旋转时,内淋巴液由于惯性作用而落后于半规管旋转的速度;当半规管变为角减速运动而旋转时,内淋巴液又因惯性作用而超前于半规管的旋转。在上述两种情况中,内淋巴液都会推移壶腹终顶。因此,当身体或头部做加速或减速的旋转运动时,壶腹嵴毛细胞就受刺激而引起身体姿态的各种反应来维持平衡,同时出现眼球规律性反应,即发生眼球震颤。当刺激半规管时,还会出现一些自主神经系统的反应,表现为眩晕、出汗、面色苍白、恶心、呕吐等现象,这些反应的性质和程度与前庭器的兴奋性有关。

在日常生活中,人的许多活动既刺激椭圆囊、球囊,也刺激半规管,前庭器的两个部分同时维持身体平衡,起着复合功能作用。半规管除旋转运动的加速度刺激外,其他如冷热和直流电等刺激亦能引起眼球震颤和肌反应,此在前庭功能检查上有临床意义。

第二节 鼻及鼻窦的解剖及生理

鼻由外鼻、鼻腔、鼻窦三部分构成。外鼻位于面部中央。鼻腔是位于两侧面颅之间的腔隙,其上、后、旁由左右成对的鼻窦环绕,与颅前凹、颅中凹、口腔和眼眶紧密毗邻,仅由一层薄骨板相互隔开,故严重的鼻外伤可伴发其周围结构的外伤,鼻疾病亦可向邻近器官扩散。鼻窦开口于鼻腔,两者黏膜互相移行连为一整体。

一、外鼻

外鼻由骨、软骨构成支架,外覆软组织和皮肤,略似锥形,有鼻根、鼻尖、鼻梁、鼻翼、鼻前孔、鼻小柱等几个部分。

外鼻的骨性支架:由鼻骨、额骨鼻突、上颌骨额突组成。

鼻骨左右成对,中线相接,上接额骨鼻突,两侧与上颌骨额突相连。鼻骨下缘、上颌骨额突内缘及上颌骨腭突游离缘共同构成梨状孔。

外鼻软骨性支架:由鼻中隔软骨,侧鼻软骨,大、小翼软骨等组成。各软骨之间为结缔组织所联系。

大翼软骨左右各一,底面呈马蹄形,各有内外两脚,外侧脚构成鼻翼的支架,两内侧脚夹鼻中隔软骨的前下方构成鼻小柱的主要支架。

鼻尖、鼻翼及鼻前庭皮肤较厚,且与皮下组织及软骨膜粘连紧密,并富有皮脂腺、汗腺,为粉刺、痤疮和酒渣鼻的好发部位。当发生疖肿炎症时,稍有肿胀,疼痛较剧。

外鼻的静脉经内眦静脉及面静脉汇入颈内、颈外静脉,内眦静脉与眼上静脉、眼下静脉相通,最后汇入颅内海绵窦。面静脉无瓣膜,血液可上下流通,当鼻或上唇(称危险三角区)患疖肿时,如果处理不当或随意挤压,则有可能引起海绵窦血栓性静脉炎等严重颅内并发症的危险。

二、鼻腔

鼻腔为顶窄底宽的狭长腔隙,前起前鼻孔,后止于后鼻孔,与鼻咽部相通。被鼻中隔分隔为左右两腔,每侧鼻腔包括鼻前庭及固有鼻腔两部分。

(一)鼻前庭

鼻前庭位于鼻腔最前部,由皮肤覆盖,富有皮脂腺和汗腺,并长有鼻毛,鼻前庭皮肤与固有鼻腔黏膜交界处称为鼻阈。

(二)固有鼻腔

固有鼻腔通称鼻腔,有内、外、顶、底四壁。

1.内壁

内壁即鼻中隔,由鼻中隔软骨、筛骨正中板(又称筛骨垂直板)及犁骨组成。软骨膜及骨膜外覆有黏膜,鼻中隔前下部黏膜内血管丰富,由鼻腭、筛前、上唇及腭大动脉支密切吻合形成毛细血管网,称为利特尔区。此处黏膜较薄,血管表浅,黏膜与软骨膜相接紧密,血管破裂后不易收缩,且位置又靠前,易受外界刺激,是鼻出血最易发生的部位。

2.外壁

鼻腔外壁表现极不规则,有突出于鼻腔的三个骨质鼻甲,分别称上、中、下鼻甲。各鼻甲下方的空隙称为鼻道,即上、中、下鼻道。各鼻甲内侧面和鼻中隔之间的空隙称为总鼻道。上、中两鼻甲与鼻中隔之间的腔隙称嗅裂或嗅沟。

(1)上鼻甲:位于鼻腔外壁的后上部,位置最高、最小,因前下方有中鼻甲遮挡,前鼻镜检查不易窥见。上鼻甲后上方为蝶筛隐窝,蝶窦开口于此。

(2)上鼻道:内有后组筛窦开口。

(3)中鼻甲:系筛骨的突出部,中鼻甲中常有筛窦气房生长,使鼻腔上部显著缩窄。中鼻甲前端外上方的鼻腔侧壁有小丘状隆起称为鼻丘,是三叉神经、嗅神经所形成的丰富的反射区。

(4)中鼻道:外壁上有两个隆起,后上方为筛窦的大气房,称为筛泡,筛泡前下方有一弧形嵴状隆起名钩突,筛泡钩突之间有一半月形裂隙,称为半月裂孔,其外方有一弧形沟称筛漏斗,额窦多开口于半月裂孔的前上部,其后为前组筛窦开口,最后为上颌窦开口。

(5)下鼻甲:为一独立骨片,附着于上颌骨内壁,前端距前鼻孔约 2 cm,后端距咽鼓管口约1 cm,为鼻甲中最大者,约与鼻底同长,故下鼻甲肿大时易致鼻塞或影响咽鼓管的通气引流。

(6)下鼻道:前上方有鼻泪管开口,其外段近下鼻甲附着处骨壁较薄,是上颌窦穿刺的最佳进针部位。

3.顶壁

呈狭小的拱形,前部由额骨鼻突及鼻骨构成。中部是分隔颅前窝与鼻腔的筛骨水平板,此板薄而脆,并有多数细孔,呈筛状,嗅神经经此穿过进入颅前窝。外伤或手术时易骨折致脑脊液鼻漏,成为感染入颅的途径。

4.底壁

底壁即硬腭,与口腔相隔,前 3/4 由上颌骨腭突,后 1/4 由腭骨水平部构成,两侧部于中线相接,形成上颌骨鼻嵴,与犁骨下缘相接,底壁前方近鼻中隔处,腭大动、静脉及腭前神经由此通过。

（三）鼻腔黏膜

按其组织学构造和生理机能的不同，分为嗅区黏膜和呼吸区黏膜两部分。

1.嗅区黏膜

分布于上鼻甲及部分中鼻甲内侧面及相对应的鼻中隔部分，为假复层无纤毛柱状上皮，由嗅细胞、支持细胞、基底细胞组成。其固有层内含分泌浆液的嗅腺，以溶解有气味物质微粒，产生嗅觉。嗅细胞为双极神经细胞，其中央轴突汇集多数嗅细胞嗅丝，穿过筛板达嗅球，周围轴突突出上皮表面，成为细长的嗅毛。

2.呼吸区黏膜

除嗅区外，鼻腔各处均由呼吸区黏膜覆盖，该区黏膜属复层或假复层柱状纤毛上皮，其纤毛的运动主要由前向后朝鼻咽部。黏膜内含有丰富的浆液腺、黏液腺和杯状细胞，能产生大量分泌物，使黏膜表面附有一层随纤毛运动不断向后移动的黏液毯。黏膜内有丰富的静脉丛，构成海绵状组织，具有灵活的舒缩性，能迅速改变其充血状态，为调节空气温度与湿度的主要部分。下鼻甲上的黏膜最厚，对鼻腔的生理功能甚为重要，故手术时不宜过多去除。

三、鼻窦

鼻窦为鼻腔周围颅骨含气空腔，按其所在颅骨命名为额窦、筛窦、上颌及蝶窦，共四对。各鼻窦的发育进度不一致，初生儿只有上颌窦和筛窦，到三岁时额窦和蝶窦才开始出现，各鼻窦形状、大小随着年龄、性别和发育状况而有所不同。

临床上按其解剖部位及窦口所在位置，将鼻窦分为前、后两组，前组鼻窦包括上颌窦、前组筛窦和额窦，其窦口均在中鼻道。后组鼻窦包括后组筛窦和蝶窦，前者窦口在上鼻道，后者窦口在蝶筛隐窝。

（一）上颌窦

在上颌骨体内，为鼻窦中最大者，容积 15～30 mL，形似横置的锥体，锥体之底即上颌窦内侧壁，锥体尖部在上颌骨颧突处，小儿上颌窦小，至 15 岁时窦的大小几乎与成人相同。

1.顶壁

顶壁即眶底，故眶内与窦内疾病可相互影响。顶壁有包绕眶下神经及血管的骨管通过。

2.前壁

中央最薄并略凹陷称"尖牙窝"，上颌窦手术多经此进入，尖牙窝上方有眶下孔，为眶下神经及血管通过之处。

3.后外壁

后外壁与翼腭窝相隔，上颌窦肿瘤破坏此壁侵入及翼内肌时可致张口困难。

4.内壁

内壁为鼻腔外侧壁的一部分，后上方由上颌窦窦口通入中鼻道，下鼻甲附着处骨质薄，经此行上颌窦穿刺术。

5.底壁

底壁为牙槽突，常低于鼻腔底部，与上颌第二前磨牙及第一、二磨牙根部以菲薄骨板相隔，有的磨牙的牙根直接埋藏于窦内黏膜下，故牙根感染可引起牙源性上颌窦炎；反之，上颌窦炎症或肿瘤的侵犯亦常引起牙痛、牙松动等症状。

（二）筛窦

位于鼻腔外上方和眼眶内壁之间的筛骨内，呈蜂房状小气房，每侧 10 个左右，气房大小、排列及伸展范围极不规则，两侧常不对称，有筛迷路之称。筛窦以中鼻甲附着缘为界，位于其前下者为前组筛窦，开口于中鼻道。中鼻甲后上者为后组筛窦，开口于上鼻道，实际上前、后组筛窦很难截然分开。

筛窦顶壁位于筛板之外侧，为颅前窝底部。底壁前部是上颌窦上壁的内侧缘，后部是腭骨的眶突。外壁菲薄如纸，为眶内侧壁的纸样板，故筛窦或眼眶炎症可相互感染。

（三）额窦

额窦位于额骨内，出生时尚未形成，一般至三岁开始出现，成年后才发育完成，但其大小、形状极不一致，有时可能一侧或两侧未发育。额窦的前壁为额骨外板，较坚厚，内含骨髓；后壁为额骨内板，较薄，与额叶硬脑膜相邻，有导血管穿过此壁入硬脑膜下腔，故额窦感染可经此引起鼻源性颅内并发症。底壁为眶顶及前组筛窦之顶，其内侧相当于眶顶的内上角，骨质甚薄，急性额窦炎时该处有明显压痛，额窦囊肿破坏此壁可使眼球向外、向下方移位。额窦开口于窦底内侧，经鼻额管通入中鼻道前端。内壁为分隔两侧额窦的额窦中隔，上段常偏曲。

（四）蝶窦

蝶窦位于蝶骨体内，一般三岁才出现，成年发育完成，形状大小不一。由蝶窦中隔分为左右两侧，两侧常不对称。顶壁与颅前窝及颅中窝相隔，顶壁凹陷形成蝶鞍底部，故可通过蝶窦行垂体肿瘤摘除术。外侧壁有视神经压迹和颈内动脉及三叉神经上颌动脉及三叉神经上颌支压迹。后壁为蝶骨体。前壁与筛骨垂直板及犁骨后缘相接。下壁即后鼻孔与鼻咽顶。蝶窦开口位于前壁的上方，通过蝶筛隐窝。

四、鼻及鼻窦的血管及神经

（一）动脉

主要来自颈内动脉的眼动脉及颈外动脉的上颌动脉，其行径分布如下。

1.颈内动脉→眼动脉

颈内动脉→眼动脉在眶内分为两支，如下。

（1）筛前动脉：经筛前孔→鼻腔外壁前上部、鼻中隔前上部、额窦、前组筛窦。

（2）筛后动脉：经筛后孔→鼻腔外壁后上部、鼻中隔后上部、后组筛窦。

2.颈外动脉的上颌动脉

颈外动脉的上颌动脉在翼腭窝处陆续分出，如下。

（1）蝶腭动脉：经蝶腭孔进鼻腔。①鼻后外侧动脉→鼻外壁后、下部，鼻腔底、额、筛，上颌窦。②鼻后中隔动脉→中隔后下部（较粗，一支称鼻腭动脉）。

（2）眶下动脉：经眶下孔→鼻腔外壁前段、上颌窦。

（3）腭大动脉：出腭大孔经硬腭向前入切牙管→鼻中隔前下部。

筛前动脉、筛后动脉中隔支、上唇动脉、腭大动脉、鼻腭动脉在鼻中隔前下部构成丰富的动脉丛，为鼻出血的好发部位。

（二）静脉

鼻腔下部静脉汇集成蝶腭静脉,进入上颌静脉,最后汇入颈外静脉。前部静脉导入面前静脉,鼻腔上中静脉则沿筛前和筛后静脉导入眼静脉,最后引流于海绵窦。

（三）神经

1.嗅神经

嗅神经由鼻腔嗅区黏膜内的嗅细胞神经纤维集合而成,通过筛板到达嗅球,嗅神经由管状鞘膜所包围,此管状鞘膜与硬脑膜相连,因此嗅黏膜受到损伤和感染时,细菌即可经嗅神经鞘膜感染到颅内,引起鼻源性颅内并发症。

2.感觉神经

感觉神经主要来自三叉神经的第一支(眼神经)和第二支(上颌神经)的分支。

（1）眼神经:经鼻睫神经分出筛前神经,分布于鼻中隔和鼻腔外侧壁的前部。

（2）上颌神经:在翼腭窝形成蝶腭神经节,分出鼻后上神经和鼻后下神经,前者分布于鼻中甲以上部分的鼻腔及鼻窦,后者分布于中鼻道以下的鼻腔。

上颌神经还分出上牙槽神经后支及眶下神经。前者分布于上颌窦及牙槽,后者分布于鼻前庭、鼻底及下鼻道前段。

3.自主神经

自主神经包括交感神经和副交感神经。

（1）交感神经纤维:使鼻黏膜血管收缩,分泌液减少,由来自颈内动脉交感神经丛的岩深神经、翼管神经、蝶腭神经节分布于鼻腔内的血管和分泌腺。

（2）副交感神经纤维:使鼻黏膜血管扩张,分泌液增多,由来自面神经分出的岩浅大神经和翼管神经到蝶腭神经节,节后纤维再分布到鼻腔内。

五、鼻及鼻窦的生理

（一）鼻的生理功能

鼻腔主要有呼吸、嗅觉、共鸣及反射机能。

1.呼吸功能

鼻腔为呼吸空气的通道,有调节吸入空气的温度、湿度,滤过和清洁所吸入空气的作用,以保护下呼吸道黏膜适应生理要求,有利于肺泡内氧和二氧化碳的交换。

（1）通道作用:由于鼻腔解剖的特殊,吸气时气流呈抛物线经中鼻甲内侧至鼻腔顶,再折向下方经后鼻孔入咽腔。呼气时,部分气流以抛物线经前鼻孔呼出,但由于后鼻孔大,前鼻孔小,全部气流不能同时呼出,而在鼻腔内形成旋涡气流渐次呼出,以使气流在鼻腔增加与鼻腔鼻窦黏膜接触的机会。

（2）温暖作用:鼻腔黏膜的面积较大,且有丰富的海绵状血管组织,具有敏感的舒缩能力,使吸入的冷空气迅速变暖,调节至 30～33℃,再经咽、喉调节至与正常体温相近后入肺。

（3）湿润作用:鼻黏膜富于腺体,需要时一昼夜可分泌水分约 1 000 mL,用以提高空气的湿度,防止呼吸道黏膜干燥,使黏膜的纤毛运动得以维持正常的机能。

（4）滤过清洁作用:鼻前庭的鼻毛对粉尘有阻挡滤过作用。较细微的尘埃和细菌进入鼻腔后,被黏膜表面的黏液毯黏住,黏液中有可溶解细菌的溶菌酶,再经纤毛运动向后送达鼻咽腔,经口腔吐出或咽下。因此,保护纤毛运动对维持鼻腔正常生理功能甚为重要。

2.嗅觉功能

含气味的气体分子随吸入气流到达鼻腔嗅沟处,与嗅黏膜接触,溶解于嗅腺的分泌物中,刺激嗅细胞产生神经冲动,经嗅神经到达嗅球、嗅束,再到达延髓和大脑中枢,产生嗅觉。

3.共鸣

鼻腔是重要的共鸣器官,发音在喉,共鸣在鼻,以使声音洪亮而清晰。若鼻腔因炎症肿胀而闭塞时,发音则呈"闭塞性鼻音"。若腭裂或软腭瘫痪时,发音时鼻咽部不能关闭,则呈"开放性鼻音"。

4.反射机能

鼻腔内神经丰富,常产生反射现象。如喷嚏,系三叉神经或嗅神经受刺激后而引起先有深吸气,继之强呼气的一阵气流从鼻咽部经鼻腔喷出的动作,可将鼻腔内刺激物清除,为保护性反射。

(二)鼻窦的生理功能

鼻窦对增加吸入鼻腔空气的温度及湿度、增强声音共鸣作用,以及减轻头颅重量等方面都起着一定的作用。

第三节 咽的解剖及生理

咽是呼吸道与消化道的共同通道,上起颅底,下达环状软骨平面下缘,相当于第6颈椎食管入口平面,成人全长12～14 cm。

一、咽的划分

(一)鼻咽部(上咽部)

在鼻腔的后方,颅底至软腭游离缘水平面以上的咽部称鼻咽,顶部略呈拱顶状,向后下呈斜面,由蝶骨体、枕骨底所构成。在顶壁与后壁交界处的淋巴组织称增殖体或咽扁桃体、腺样体,鼻咽前方与后鼻孔及鼻中隔后缘相连。后壁约在相当第一、第二颈椎位置与口咽部后壁相连续,统称为咽后壁。鼻咽的左右两侧下鼻甲后端约1 cm处有一漏斗状开口为咽鼓管咽口,此口的前、上、后缘有由咽鼓管软骨末端形成的唇状隆起,称咽鼓管隆突,亦称咽鼓管圆枕。在咽鼓管隆突后上方有一深窝称咽隐窝,是鼻咽癌的好发部位,其上距颅底破裂孔仅约1 cm,故鼻咽恶性肿瘤常可循此进入颅内。咽鼓管咽口周围有丰富的淋巴组织,称咽鼓管扁桃体。

(二)口咽部

口咽部为软腭游离缘平面至会厌上缘部分,后壁相当于第三颈椎的前面,黏膜上有散在的淋巴滤泡,前方借咽峡与口腔相通,向下连通喉咽部。

咽峡系悬雍垂和软腭的游离缘,两侧由腭舌弓及腭咽弓、下由舌背构成。腭舌弓(咽前柱)

和腭咽弓(咽后柱)间的深窝称扁桃体窝,内有腭扁桃体。咽峡的前下部为舌根,上有舌扁桃体。在腭咽弓的后方,有纵行束状淋巴组织,称咽侧索。

1.腭扁桃体的构造

腭扁桃体俗称扁桃体,为一卵圆形淋巴组织,位于咽部两侧腭舌弓与腭咽弓间的扁桃体窝中,左右各一,表面有 10～20 个内陷的扁桃体隐窝。隐窝深入扁桃体内,成为管状或分支状盲管,深浅不一,常有食物残渣及细菌存留而形成感染的"病灶"。

扁桃体上部有一大而深的隐窝称扁桃体上隐窝,其盲端可深达扁桃体被膜,炎症时可经此穿破被膜进入扁桃体上窝,形成扁桃体周围脓肿。

扁桃体的上下各有一黏膜皱襞,上方位于腭舌弓与腭咽弓交接处称半月状皱襞。下部由腭舌弓向后下覆盖于扁桃体前下部者称三角皱襞。

扁桃体外侧面为结缔组织所形成的扁桃体被膜,此被膜与扁桃体窝外壁的咽上缩肌附着不紧,其上部有许多疏松结缔组织,故手术时此处较易剥离。

扁桃体的血管均来自颈外动脉分支,上部由上腭降动脉供给,近舌根处由舌背动脉供给,外侧面由面动脉的扁桃体支、腭升动脉和咽升动脉供给。

扁桃体无输出入淋巴管,其输出淋巴汇入下颌角下的颈深淋巴结,当扁桃体急性炎症时此淋巴结常肿大。

扁桃体的神经,上端来自蝶腭神经节的腭后支,下端来自舌咽神经的分支。

2.咽淋巴环

咽部有丰富的淋巴组织,主要有腺样体、咽鼓管扁桃体、咽侧索、咽后壁淋巴滤泡、腭扁桃体及舌扁桃体,这些淋巴组织在黏膜下有淋巴管相连系,构成咽淋巴环的内环,此环输出淋巴管与颈淋巴结互相连系交通,称为外环,内环和外环统称为咽淋巴环。

(三)喉咽部(下咽部)

喉咽部自会厌软骨上缘以下部分,下止于环状软骨下缘平面,连通食管,该处有环咽肌环绕,前方为喉,两侧杓会厌皱襞的外下方各有一深窝为梨状窝,此窝前壁黏膜下有喉上神经内支经此入喉。两梨状窝之间,环状软骨板后方有环后隙与食管入口相通,当吞咽时梨状窝呈漏斗形张开,食物经环后隙入食管。在舌根与会厌软骨之间的正中有舌会厌韧带相连系。韧带两侧为会厌谷,常为异物存留的部位。

二、咽筋膜间隙

1.咽后间隙

咽后间隙位于椎前筋膜与颊咽筋膜之间,内有疏松结缔组织和淋巴组织。上起颅底枕骨部,下达第一、第二胸椎平面,可通入食管后的纵隔,在正中由于咽缝前后壁连接较紧,将咽后间隙分为左右各一,鼻、鼻窦及咽部的淋巴都汇入其中。因此,这些部位的炎症可引起咽后淋巴结感染化脓,胀肿多偏于一侧,临床上以 3 个月到 3 岁的婴幼儿最多见。

2.咽旁间隙

咽旁间隙亦称咽上颌间隙,位于咽后间隙两侧,左右各一,呈三角形漏斗状,内含疏松蜂窝组织,上界为颅底,下达舌骨大角处,后壁为椎前筋膜,内壁为颊咽筋膜、咽上缩肌,与扁桃体窝相隔,外侧壁为上颌骨升支内壁及其附着的翼内肌与腮腺包囊。茎突及其附着肌肉将此间隙分为茎突前隙和茎突后隙两部,前者较小,内侧与扁桃体窝仅隔一咽上缩肌,故扁桃体的炎症常扩散至此间隙;茎突后隙较大,有颈内动脉、颈内静脉、舌咽神经、迷走神经、舌下神经、副神经及交感神经等从其内穿过,内有颈深淋巴结上群。因此咽部感染,可以从颈深淋巴结向此隙蔓延。

三、咽的生理机能

(一)吞咽功能

当吞咽的食团接触舌根及咽峡黏膜时,即引起吞咽反射。食团到咽腔时,软腭上举,关闭鼻咽腔,舌根隆起,咽缩肌收缩,压迫食团向下移动,杓会厌肌、甲会厌肌及甲舌骨肌等收缩及舌根隆起,使会厌覆盖喉口,在呼吸发生暂停的同时,使声门紧闭,喉上提,梨状窝开放,食团越过会厌进入食管。

(二)呼吸功能

正常呼吸中,空气经过鼻和咽腔时,软腭必须保持松弛状态,若鼻或鼻咽有阻塞,就将影响鼻腔的正常呼吸作用而张口呼吸。咽腔黏膜内富有腺体,故仍有继续对空气加温、湿润的作用。

(三)保护和防御功能

咽肌运动对机体起着重要的保护作用,在吞咽和呕吐时,咽肌收缩可暂时封闭鼻咽和喉部,使食物不致返流入鼻腔或吸入气管。若有异物进入咽部,可因咽肌收缩而阻止下行,产生呕吐反射,吐出异物。

来自免疫学的深入研究,认为扁桃体内具有产生抗体的 B 细胞和 T 细胞,并含有数种免疫球蛋白(IgG、IgA、IgM、IgD、IgE 等),具有体液免疫和细胞免疫的双重抗感染的免疫功能。

(四)共鸣作用

发音时,咽腔可改变形状而产生共鸣,使声音清晰、悦耳,其中,软腭的作用尤为重要。

第四节　喉的解剖及生理

喉上通喉咽,下接气管,为呼吸与发音的重要器官。位于颈前正中部,在成人相当于第 3～6 颈椎部,是由一组软骨、韧带、喉肌及黏膜构成的锥形管状器官。

一、喉软骨

喉的支架由三个单一软骨——甲状软骨、环状软骨和会厌软骨,三对成对软骨——杓状软骨、小角软骨和楔状软骨构成。

(一)甲状软骨

甲状软骨是喉支架中最大的一块软骨,形状如同竖立的、向后半开的书,两侧由左右对称的甲状软骨翼板在颈前正中线汇合形成一定的角度,男性夹角较小且上端向前突出,称为喉结;女性近似钝角,喉结不明显。两侧甲状软骨翼板后缘向上、下端延伸,呈小柱状突起,分别称为上角和下角,上角较长,借韧带与舌骨大角相连;下角较短,其内侧面与环状软骨后外侧面的小凹形成环甲关节。甲状软骨上缘正中有一"V"形凹陷,称甲状软骨切迹,为识别颈正中线的标志。

(二)环状软骨

环状软骨是喉与气管环中唯一完整的环形软骨,是喉支架的基础,对支持喉腔通畅,保证呼吸甚为重要。若因外伤缺损,常致喉狭窄。环状软骨位于甲状软骨之下,下接气管,前部较窄,称环状软骨弓,后部向上延展而较宽阔,称环状软骨板。

(三)会厌软骨

会厌软骨扁平如叶状,上缘游离呈弧形,茎在下端,附着于甲状软骨前角的内面。会厌分舌面和喉面,舌面组织疏松故感染时易肿胀,婴儿与儿童会厌质软呈卷叶状,并向前隆起似"Ω"或"∧"形,成年后多趋近于平坦,质较硬。

(四)杓状软骨

杓状软骨又名披裂软骨,位于环状软骨板后上缘,呈三角锥形,左右各一,顶尖向后内方倾斜,其底部和环状软骨连接成环杓关节,它在关节面上的滑动和旋转可使声带张开或闭合。底部的前角名声突,声带后端附着于此。底部的外侧角名肌突,为环杓侧肌和环杓后肌附着之处,司声门的开放与关闭。

(五)小角软骨

小角软骨位于杓状软骨的顶部,左右各一,有伸展杓会厌皱襞的功能。

(六)楔状软骨

楔状软骨多成对,有时缺如,在小角软骨前外侧,两侧杓会厌皱襞黏膜下,形似小棒,致黏膜形成白色的隆起,名楔状结节。

二、喉的韧带与筋膜

(一)甲状软骨上缘

甲状软骨上缘与舌内下缘之间有甲状舌骨膜连接,其中央及两侧后缘增厚部分,称甲状舌骨中韧带及甲状舌骨侧韧带。两侧有喉上神经内支及喉上动脉、静脉经此膜穿过入喉,为喉上神经封闭注射部位。

(二)甲状软骨下缘

甲状软骨下缘与环状软骨弓上缘之间有环甲膜连接,其前面中央增厚部分称环甲中韧带。严重喉源性呼吸困难时,可经此膜穿刺或将此膜切开,以解除窒息。

(三)环状软骨下缘

环状软骨下缘与第一气管环之间有环气管韧带连接。

三、喉腔

喉腔上起自喉入口,下达环状软骨下缘并接气管。由室带与声带分隔为三区。

(一)声门上区

声门上区位于室带之上,其上口通喉咽部,呈三角形称喉入口,声门上区前壁为会厌软骨,两旁为杓会厌皱襞,后为杓状软骨,介于喉入口与室带之间又称喉前庭。

（二）声门区

1.室带

室带又称假声带,左右各一,位于声带上方,并与声带平行,由室韧带、肌纤维及黏膜组成,呈淡红色。

2.声带

声带位于室带下方,左右各一,由声韧带、声肌及黏膜组成,因缺乏黏膜下层,含血管少,在间接喉镜下呈白色带状,其游离缘薄而锐。两声带间的空隙称声门裂,简称声门。声带张开时呈一等腰三角形,是喉腔中最狭窄部分。声门前端称为前联合。

3.喉室

喉室为开口于声带与室带之间的椭圆形空隙,其前端向上外伸展成喉室小囊,内含黏液腺,可分泌黏液润滑声带。

（三）声门下区

声带下缘至环状软骨缘以上的喉腔,上部较扁窄,向下逐渐扩大为圆锥形,并移行至气管,幼儿期此区黏膜下组织结构疏松,炎症时容易发生水肿,引起喉阻塞。

四、喉肌

喉肌分为内外两组。喉外肌将喉与周围结构相连,可使喉体上升或下降,亦可使喉固定。茎突舌骨肌、下颌舌骨肌及颏舌骨肌均附于舌骨之上,可使喉随舌骨上升而上提;胸骨舌骨肌、肩胛舌骨肌可使喉随舌骨下降而将喉拉向下。喉内肌依其作用分成以下几组。

（一）使声门张开（声带外展）

主要是环杓后肌,起自环状软骨板背面浅凹处,斜向外上方,止于杓状软骨肌突后面,收缩时将杓状软骨的声带突向外转动,使声带后端分开,声门开大。

（二）使声门关闭（声带内收）

1.环杓侧肌

环杓侧肌起自同侧环状软骨弓两侧上缘,止于杓状软骨肌突前方。收缩时使声带突转向内而关闭声门。

2.杓肌

杓肌位于喉后壁,由横行和斜行的肌纤维组成杓横肌和杓斜肌,收缩时可使两侧杓状软骨向中线接近,使声带内收,声门关闭。

（三）改变声带张力

1.环甲肌

环甲肌起自环状软骨弓的前外侧,斜向后上止于甲状软骨后部下缘及下角之前缘,收缩时甲状软骨和环状软骨弓接近,以环甲关节为支点,增加甲状软骨与杓状软骨间的距离,将甲杓肌拉长,增加声带张力,并略有声带的内收作用。

2.甲杓肌

甲杓肌起于甲状软骨背面中央部前联合,后端附于杓状软骨声带突及声带部,收缩时牵引杓状软骨向前方移动,使声带松弛,并使声门关闭。甲杓肌和覆盖其上下的黏膜是声带的主要组成部分。发音的音调与该肌收缩的紧张度有关。

（四）会厌活动肌

1.杓会厌肌

杓会厌肌收缩时，可将会厌软骨拉向后下方，使喉口关闭。

2.甲状会厌肌

甲状会厌肌收缩时，可将会厌软骨拉向前下方，使喉口及喉前庭扩大。

五、神经

喉的神经均为迷走神经分支。

（一）喉上神经

在相当于舌骨大角平面处分为内外两支，内支为感觉神经，在喉上动脉穿入甲状舌骨膜处后上方入喉，分布于声带以上区域的黏膜。在梨状窝处黏膜下该神经位置较浅，故可在此做表面麻醉。外支属运动神经，支配环甲肌。喉上神经病变时，喉黏膜感觉丧失，致发生误咽，同时环甲肌松弛致发音障碍。

（二）喉返神经

喉返神经为喉的主要运动神经，支配除环甲肌以外的喉内诸肌，亦有感觉支分布于声门下区黏膜。两侧喉返神经的径路不同，左侧径路较长，在主动脉弓前由迷走神经分出，绕主动脉弓下方，然后沿气管食管间沟上行，在环甲关节的后方进入喉部。前支分布于喉内的内收肌，后支分布于喉内的外展肌。右侧喉返神经在右锁骨下动脉前方由右迷走神经分出向下、向后绕此动脉，然后沿气管食管间沟上行，到环甲关节后方入喉。

凡在喉返神经的径路上侵犯和压迫神经的各种病变都可以引起声带麻痹，声音嘶哑。由于左侧径路较右侧长，故临床上受累机会较多，如两侧喉返神经同时受损，可发生失音或呼吸困难。

六、喉的生理功能

（一）呼吸功能

喉是呼吸的通道，在正常情况下，声门是空气出入肺部的必经之路。身体对气体的需要量，受中枢神经系统反射性调节，声门裂的大小也随之改变。平静呼吸时声带略内收，深吸气或体力劳动时声带极度外展，声门扩大，以增加肺内气体交换，调节血与肺泡内二氧化碳浓度。

（二）发音功能

喉是发音器官，发音时声带向中线移动，声门闭合，肺内呼出的气流冲动声带而产生声波，称基音，再经咽、口、鼻等腔共鸣作用而成悦耳的声音。声调的高低，取决于声带振动的频率，而振动的频率又以声带的位置、长短、厚薄、张力以及呼出气流作用于声带力量而不同，而有高、低音之别，声带在发音中的这些变化主要是由喉肌运动加以控制。

（三）保护功能

喉对下呼吸道起保护作用，吞咽时喉体上提，会厌向后下倾斜，盖住喉上口，声带关闭，食物沿两侧梨状窝下行进入食道，而不致误入下呼吸道。另外，喉的咳嗽反射能将误入下呼吸道的异物，通过防御性反射性剧咳，迫使异物排出。

第五节　颈部解剖及生理

颈部位于头与胸部之间,呈圆筒形,连接头、躯干和上肢。颈部的正前方有呼吸道及消化道的上段,正后方有颈椎及上段胸椎,两侧有大血管及神经,颈根部有胸膜顶和肺尖,并有斜行的大血管和神经。颈部各结构之间有疏松的结缔组织,形成若干层次的筋膜与筋膜间隙。

一、颈部的境界、分区和三角

(一)颈部境界

上界为下颌骨下缘、下颌角、乳突尖、枕骨上项线至枕骨外隆突的连线,下界为胸骨上切迹、胸锁关节、锁骨、肩峰至第七颈椎棘突的连线。

(二)颈部分区

颈部以斜方肌为界分为颈前外侧部和颈后部,颈前外侧部又以胸锁乳突肌为界分为颈前部和颈外侧部。颈前部又以舌骨平面为界,分为舌骨上区和舌骨下区;颈外侧部又分为胸锁乳突肌区和颈外侧区。

(三)颈部三角

颈部由胸锁乳突肌分成颈前三角和颈后三角。颈前三角又分为下颌下三角、颏下三角、颈动脉三角、肌三角,颈后三角又分为锁骨上三角、枕三角。

1.下颌下三角

下颌下三角位于二腹肌前腹、后腹和下颌骨下缘之间。

2.颏下三角

颏下三角位于两侧二腹肌前腹与舌骨之间。

3.颈动脉三角

颈动脉三角位于胸锁乳突肌前缘、二腹肌后腹与肩胛舌骨肌上腹之间。

4.肌三角

肌三角位于胸锁乳突肌前缘、颈前正中线与肩胛舌骨肌上腹之间。

5.锁骨上三角

锁骨上三角位于胸锁乳突肌后缘、肩胛舌骨肌下腹与锁骨之间。

6.枕三角

枕三角位于胸锁乳突肌后缘、肩胛舌骨肌下腹与斜方肌前缘之间。

二、颈部血管

(一)颈总动脉

颈总动脉是头颈部的主要动脉干。右侧起自无名动脉,左侧起自主动脉弓,两侧颈总动脉经胸锁关节后方,在胸锁乳突肌前缘深面,沿气管、喉外侧斜向后上行走,至甲状软骨上缘平面,分为颈内动脉和颈外动脉。颈总动脉外侧有颈内静脉，两者的后方有迷走神经，三者包裹于颈动脉鞘内。

（二）颈内动脉

自颈总动脉分出后，始居颈外动脉之后外侧上行，继而转向颈外动脉后内侧，垂直向上达颅底，经颈动脉管入颅中窝，主要分布于脑和视器。颈内动脉在颈部无分支。

（三）颈动脉体和颈动脉窦

颈动脉体位于颈内、外动脉分叉处的后方，借结缔组织连接于动脉壁上，属化学感受器，感受血液中二氧化碳浓度变化，反射性地调节呼吸运动。颈动脉窦为颈内动脉起始处膨大部分，其内有特殊的感觉神经末梢，属压力感受器，当动脉血压升高时，即引起颈动脉窦扩张，刺激压力感应器，自中枢发放神经冲动，通过中枢反射性地引起心跳减慢，末梢血管扩张，起到降压作用。

（四）颈外动脉

自颈总动脉发出后，初居颈内动脉的内侧，继而转向其外侧，向上经二腹肌后腹和茎突舌骨肌深面上行，至下颌颈平面分为颞浅动脉和上颌动脉两个终支。颈外动脉自下向上发出的主要分支有：甲状腺上动脉、舌动脉、面动脉、颞浅动脉和上颌动脉等。

（五）颈内静脉

颈内静脉起于颈内静脉孔，为乙状窦的延续，出颅后进入颈动脉鞘内，始居颈内动脉的后方，继而位于其外侧，沿颈总动脉外侧下行，下端与锁骨下静脉汇合形成无名静脉。在舌骨大角稍下方，颈内静脉接受面总静脉、舌静脉等属支，在甲状软骨上缘平面，接受甲状腺上静脉属支。

三、颈部神经

（一）颈丛

由颈神经1～4的前支组成，位于中斜角肌和肩胛提肌的前方，胸锁乳突肌上部的深面。颈丛包括皮支和肌支。皮支主要有枕小神经、耳大神经、颈皮神经、锁骨上神经等，这些神经分布于枕部、耳郭周围、颈前部、锁骨区等处。颈丛皮支在胸锁乳突肌后缘中点穿出，颈部手术时以此点做神经阻滞麻醉。颈丛肌支包括颈神经降支及膈神经等，支配颈部深肌、肩胛提肌、舌骨下肌群和膈肌。

（二）膈神经

由颈丛肌支发出后，自前斜角肌上端外侧，沿该肌前面下行至内侧，然后于锁骨下动、静脉之间进入胸腔。膈神经受损后主要表现为膈肌瘫痪，腹式呼吸减弱或消失。膈神经受刺激时，可发生呃逆。

（三）臂丛

由第5～8颈神经和第1胸神经的前支组成，从斜角肌间隙中穿出后，形成三个干，即上、中、下干，各干又分前支和后支。上干和中干的前支形成外侧束，下干前支形成内侧束，三个干的后支形成后侧束。三束在锁骨中点处共同进入腋窝，并从内、外、后围绕腋动脉。臂丛的主要分支有胸长神经、胸背神经、胸前神经、肌皮神经、正中神经，这些神经分布于胸、肩、颈和上肢的皮肤。臂丛在锁骨中点上方比较集中，而且位置较浅，临床上常以此点做臂丛传导阻滞麻醉。

（四）迷走神经

自延髓后外侧出脑,经颈静脉孔出颅后,在颈动脉鞘内于颈内动脉和颈内静脉之间的后侧下行,在舌骨大角处发出喉上神经,分为内、外两支,内支与喉上动脉同行,穿甲状舌骨膜入喉,支配声门裂以上的喉黏膜感觉。外支细小,支配环甲肌。迷走神经继续下行,进入胸腔后发出喉返神经,两侧喉返神经路径不同,右侧绕过锁骨下动脉的前、下、后,左侧绕过主动脉弓前、下、后,再折向上沿气管食管沟上行,在环甲关节后方进入喉内,支配除环甲肌以外的全部喉内肌及声门裂以下的喉黏膜。

（五）副神经

由延髓根和脊髓根组成,延髓根经颈静脉孔出颅后组成副神经的内支,加入迷走神经,支配咽喉横纹肌。脊髓根出颅后组成副神经的外支,先在颈内静脉的前外侧下降,继而在胸锁乳突肌深面下行,在其后缘近中点处穿出,并沿颈深筋膜浅层与椎前筋膜之间斜向下外,达斜方肌前缘中、下 1/3 交界处。副神经为胸锁乳突肌及斜方肌的运动神经,其周围有淋巴结包绕。

（六）舌下神经

由舌下神经核发出,经舌下神经管出颅,在迷走神经外侧,颈内动脉、静脉间下行,继而绕过颈内、外动脉表面向前,经二腹肌后腹深面进入下颌下间隙,在下颌下腺深面向前上行走,分布于舌,支配全部舌内肌及部分舌外肌。一侧舌下神经受损时,伸舌时舌尖偏向患侧,同侧舌肌萎缩。

（七）颈部交感神经

位于颈动脉鞘的后方,颈椎横突的前方,每侧有上、中、下三个交感神经节,颈上神经节最大,呈梭形,位于第 2、3 颈椎横突的前方,其主要分支有颈内动脉丛,此丛伴颈内动脉进入海绵窦,在颈内动脉内口处,颈内动脉丛发出岩深神经,经翼管神经达蝶腭神经节,分布到口、鼻黏膜的腺体及血管。在海绵窦内,颈内动脉丛还发出分支穿过眶上裂进入眼眶,支配瞳孔开大肌、上下睑平滑肌等。颈中神经节最小,常缺如,位于第 6 颈椎横突前方。颈下神经节形状不规则,位于第 7 颈椎横突和第 1 肋软骨之间的前方,颈动脉的后方,常与第 1 胸节合并为星状神经节。当外伤、肿瘤等损伤或压迫颈交感神经节时,可出现 Horner 综合征,表现为上睑下垂、瞳孔缩小及病侧的面部血管扩张和不出汗。

四、颈部淋巴结

颈部淋巴结包括 5 大群:颏下淋巴结、下颌下淋巴结、颈前淋巴结、颈浅淋巴结及颈深淋巴结。

（一）颏下淋巴结

颏下淋巴结位于颏下三角区内,有 2～3 个淋巴结,主要收集颏部、舌尖、下颌切牙等处淋巴,其输出管注入下颌下淋巴结。

（二）下颌下淋巴结

下颌下淋巴结位于下颌下三角区,有 4～6 个淋巴结,收集面部、牙龈、舌前部、颏下等处淋巴,最后主要汇入颈深上淋巴结。

（三）颈前淋巴结

颈前淋巴结分深浅两组。浅组淋巴结沿颈前浅静脉分布,深组淋巴结位于喉、环甲膜及气管前,收集喉、气管、甲状腺等淋巴。输出管注入颈深下淋巴结。

（四）颈浅淋巴结

颈浅淋巴结位于胸锁乳突肌浅面,沿颈外静脉排列,收集面部、耳后及腮腺等处的淋巴,注入颈深上淋巴结。

（五）颈深淋巴结

颈深淋巴结沿颈内静脉排列,以肩胛舌骨肌与颈内静脉交叉处为界,分为颈深上淋巴结及颈深下淋巴结。

1.颈深上淋巴结

颈深上淋巴结位于肩胛舌骨肌中间腱以上与颈内静脉之间的淋巴结。收集鼻咽、腭扁桃体、舌部、颏下及下颌下淋巴结回流,汇入颈深下淋巴结。

2.颈深下淋巴结

颈深下淋巴结位于肩胛舌骨肌中间腱以下与颈内静脉之间的淋巴结,可延伸至锁骨下动脉、臂丛和颈横动脉周围,后者称之为锁骨上淋巴结。颈深下淋巴结主要收集头颈部淋巴结,此外还收集部分胸部及上腹部的淋巴管,其输出管左侧汇入胸导管,右侧汇入右淋巴干或直接汇入颈内静脉。胸、腹部恶性肿瘤细胞可经胸导管由颈干逆行而转移至锁骨上淋巴结,一般腹部及左半胸部器官的恶性肿瘤转移至左锁骨下淋巴结,右半胸部器官的恶性肿瘤转移至右侧锁骨下淋巴结。

五、甲状腺及甲状旁腺

（一）甲状腺

甲状腺呈 H 形、棕红色,由两个侧叶和一个峡部组成,侧叶略呈锥形,贴于喉和气管的侧面,上端达甲状软骨中部,下端达第 6 气管环,侧叶的内侧面借外侧韧带附着于环状软骨。因此,吞咽时甲状腺随喉体上下运动。峡部连接两侧叶,位于第 2～4 气管环前方,也有自峡部向上伸出一个锥体叶。甲状腺表面覆盖有两层被膜,外层称甲状腺假被膜,为气管前筋膜的一部分;内层称甲状腺被膜,贴于腺组织表面,并伸入腺实质内,将腺组织分为若干小叶。

甲状腺的血管供应十分丰富,有三对动脉和三对静脉,各动脉彼此吻合,静脉在腺体表面吻合成丛,腺体内存在动、静脉吻合。

1.甲状腺上动脉

甲状腺上动脉多由颈外动脉起始处发出,沿颈总动脉与喉之间向前下方行走,达甲状腺侧叶上端处发出前后支进入腺体。甲状腺上动脉在进入腺体前与喉上神经外支关系紧密,故甲状腺手术时应紧贴甲状腺侧叶上极结扎甲状腺上动脉,以免损伤喉上神经的喉外支。

2.甲状腺下动脉

甲状腺下动脉多由甲状颈干发出,向上行走至第 6 颈椎平面稍下方,急转向内横过颈血管鞘和交感神经干后方,至甲状腺背面发出分支进入腺体。

3.甲状腺最下动脉

甲状腺最下动脉较少见,多发自主动脉弓或无名动脉,沿气管前方上行至甲状腺峡部。

4.甲状腺静脉

甲状腺静脉由甲状腺前面分布的静脉丛,汇集成上、中、下静脉。甲状腺上静脉自甲状腺上端合成,并与甲状腺上动脉伴行,汇入颈内静脉或面总静脉。甲状腺中静脉由甲状腺侧叶中、下1/3合成,汇入颈内静脉。甲状腺下静脉自甲状腺侧叶下极合成,汇入无名静脉。

(二)甲状旁腺

呈扁椭圆形,棕黄色,多为两对。上甲状旁腺多位于甲状腺侧叶后面上、中 1/3 交界处附近;下甲状旁腺多位于甲状腺下极后外侧面。

第三章 眼 部 疾 病

第一节 眼睑皮肤病

一、眼部带状疱疹

(一)病因

眼部带状疱疹是一种性质较为严重的睑皮肤病,由三叉神经的半月神经节或某一分支受水痘-带状疱疹病毒感染所致。正在接受放射治疗或免疫抑制剂治疗的患者,容易发生本病。发病后终身免疫,很少复发。

(二)临床表现

1.发病部位

常发生于三叉神经的第一支(眼支),分布在有发的头皮、前额与上睑的皮肤;有时也侵犯第二支,病变分布在下眼睑/颊部及上唇。其特点为仅侵犯单侧,止于眼前额的中线形成显著的分界。

2.自觉症状

发病初期,三叉神经的分布区有剧烈神经痛、畏光、流泪等。

3.体征

发病数日后出现皮肤潮红、肿胀,簇生无数透明、大小不一的疱疹,呈带状排列,水疱初为无色透明,继则混浊化脓,数周内结痂脱落。因侵犯真皮,遗留永久性瘢痕。常并发角膜炎和虹膜睫状体炎,影响视力,偶尔也发生眼肌麻痹。此外严重者可伴有发热、畏寒、不适等全身症状,或局部淋巴结肿大及压痛。

(三)治疗

(1)卧床休息,吃易消化的食物。

(2)局部涂 1‰龙胆紫,也可撒滑石粉。

(3)疼痛剧烈时可给予镇静剂和镇痛剂。

(4)病情重者可给予肌注胎盘球蛋白、丙种球蛋白和维生素 B_{12},以提高机体抵抗力。

(5)应有恢复期全血或血清行肌内注射,每次 10 mL,可有显效。

(6)若并发角膜炎或虹膜睫状体炎,局部应点 0.1‰~0.2‰碘苷(IDU)散瞳及热敷等。

(7)必要时,可适当加用抗生素及皮质类固醇。

二、接触性皮炎

接触性皮炎是眼睑皮肤对某些致敏原所产生的过敏反应。可单独发生,也可合并头面部发生。

(一)病因

1.药物过敏

药物过敏尤以药物性皮炎最为典型。常见的致敏物有抗生素溶液、磺胺类药物、表面麻醉剂、阿托品、汞制剂等。

2.化妆品过敏

化妆品过敏也为常见的过敏原,如清洁液、染发剂、眼影粉、气雾剂等。

3.塑料制品过敏

如眼镜架等塑料制品。

(二)临床表现

(1)自觉病变部位有瘙痒及烧灼感。

(2)急性期眼睑红肿,皮肤起泡,伴有渗液,色微黄,质黏稠。

(3)慢性期,渗液减少,红肿减轻,皮肤表面变得粗糙,有痂皮及脱屑。

(4)有时伴有睑结膜肥厚、充血、水肿。

(三)治疗

(1)除去病因,立即中断对致病源的接触和使用。

(2)急性期用生理盐水或 3%硼酸溶液冷湿敷。

(3)局部应用皮质激素药物如 0.025%地塞米松及泼尼松眼膏,但不宜包扎。

(4)服用维生素类药物及抗组织胺药物如氯苯那敏等,重者可口服激素类药物。

(5)戴用深色平光镜,减少光线刺激和症状。

第二节　睑　缘　炎

睑缘是眼睑皮肤和睑结膜相结合的部位,眼睑的许多腺体开口于此,外界的各种刺激,异物和微生物也多集中在这里,因此是眼病的好发部位。睑缘炎是指睑缘皮肤、睫毛毛囊及腺体发生的亚急性或慢性炎症,根据病变形态、位置和病理特点,临床上可分为 3 种类型,鳞屑性睑缘炎、溃疡性睑缘炎和眦部睑缘炎。

一、鳞屑性睑缘炎

睑板腺分泌旺盛,在烟尘、风沙等因素刺激下,过多的分泌物使其开口处发生慢性炎症,而形成鳞屑性睑缘炎。

（一）病史采集

1.过去史

（1）询问患者是否患有结膜炎症。

（2）是否有过面部皮肤过敏史。

（3）眼部是否有沾染尘垢、病菌的机会。

2.现病史

（1）患者眼局部有无刺痒感，是否畏光或流泪。

（2）有无眼睑充血和肿胀，睫毛及睑缘表面是否附着皮肤鳞屑，睑缘表面有无点状皮脂溢出。皮脂是否积于睫毛根部，形成黄色蜡样分泌物，干燥后结痂，状如涂蜡。

（3）睫毛有无脱落，并能复生。

（4）是否睫毛后唇圆钝，长期不愈，睑缘变形、肥厚，可形成轻度睑外翻。

3.个人史

有无患有屈光不正、营养不良，有无不良卫生习惯、长期使用劣质化妆品。

（二）检查

有时可有助于诊断，患部有时可发现卵圆皮屑芽孢菌，它能将脂类物质分解为有刺激性的脂肪酸。做镜检及培养没有固定的病原菌发现，所见者大多为污染杂菌或真菌，均非真正病原菌。

（三）诊断

1.诊断要点

（1）睑缘充血是睑缘炎的基本体征，有的伴有鳞屑或痂皮。眼睑边缘结痂、变红、增厚（睑缘炎）或见眼睑边缘浓缩的油脂腺分泌物。这一类炎症表现为亚急性或慢性过程。

（2）结膜充血，眼睑肿胀，有黏液样分泌物，可检出浅层点状角膜炎；可有痤疮、酒渣鼻，并可见角膜浸润。

2.鉴别诊断

（1）鳞屑性睑缘炎：患者可无症状，但通常感到眼睑刺痒，少数有轻度畏光和流泪症状。睑缘部附着鳞屑，早期鳞屑细小疏散，如有皮脂集于睫毛根部则形成黄色痂皮，除去鳞屑或痂皮后可见充血的睑缘，但无溃疡，睫毛易脱，但能再生。长期患者可发生睑缘肥厚流泪，甚至继发皮肤湿疹以及下睑外翻等，但比较少见。

（2）溃疡性眼缘炎：这是一种睫毛毛囊、Zeis 腺及 Moll 腺的广泛性化脓性炎症。其破坏及后果比较严重。症状比鳞屑性睑缘炎为重，除痒、流泪外，还有刺痛。睑缘附着黄色痂皮，睫毛呈束状，去痂皮后则见出血的溃疡或小脓疱。由于睫毛毛囊的破坏和溃疡愈合后的瘢痕收缩，睫毛脱落后不再复生，甚至形成秃睫。长期患者也同样可以引起睑缘变形、流泪，甚至睑外翻等并发症。本病多见于体质较差的儿童。

（3）眦部睑缘炎：主要是 Morax－Axenfeld 双杆菌感染。多为双侧性，常发生在外眦部，且合并眦部结膜炎。主要症状为刺痒。该部睑缘及邻近皮肤红肿，重症时有糜烂，并有黄灰色黏液脓性分泌物聚积于眦部。

（4）干燥性睑缘炎：是一种程度较轻的睑缘炎，睑缘表面单纯充血，常伴有睑部结膜炎症；特别是色素缺少的患者(如白化病),由于睑缘的显著充血,在睑裂周围形成典型的红色圈。屈光不正、劳累的近距离工作、被化学性粉尘污染的空气、高热以及用手揉擦眼睛的不良习惯等,都可促使睑缘充血加剧。若病程持久,便发展成鳞屑性睑缘炎。

(5)脂溢性睑缘炎:合并于头皮及眉毛的脂溢性皮炎,油脂性者表现较严重,鳞屑与油脂分泌物结成痂皮把睫毛粘连成簇,往往合并有葡萄球菌感染,易并发睑腺炎等病。

(6)酒渣性睑缘炎:合并于酒渣鼻患者。由于其症状表现较轻,因此不如酒渣性角膜炎受注意。事实上,它常是酒渣性角膜炎的前驱表现。

(四)治疗

1.去除诱因和避免刺激因素

如有屈光不正应予矫正。如有全身性慢性病应同时进行治疗。此外应注意营养和体育锻炼,增强身体抵抗力。

2.药物治疗

用生理盐水或3%硼酸溶液清洁睑缘,拭去鳞屑。然后涂拭抗生素眼膏,2~3次/天。痊愈后可1次/天,至少持续2周,以防复发。

二、溃疡性睑缘炎

溃疡性睑缘炎是由葡萄球菌在睑缘感染引起的睑缘性炎症,亦有称之为化脓性睑缘炎。其临床症状较鳞屑性睑缘炎更严重,皮脂腺分泌更多,分泌物形成的干痂将睫毛粘连成束。去掉痂皮后形成出血性溃疡和小脓疱。

(一)病史采集

1.过去史

(1)询问患者是否患有结膜炎症。

(2)是否有过面部皮肤过敏史。

(3)眼部是否有沾染尘垢、病菌的机会。

2.现病史

(1)是否局部有刺痒、灼热感,伴有疼痛、干涩感。

(2)是否感染后睫毛毛囊遭破坏,睫毛易脱落不能再生,形成秃睫或睫毛位置不正。

(3)是否睫毛根部充血,有水疱样湿疹、糜烂或形成溃疡,其表面有黏液或脓性渗出物,干结后将睫毛粘连成束状。

(4)睑缘溃疡愈合是否产生瘢痕组织收缩,引起睫毛乱生与倒睫。

3.个人史

有无患有屈光不正、视疲劳、营养不良,有无不良卫生习惯、长期使用劣质化妆品史。

(二)检查

细菌培养,常可查出金黄色葡萄球菌。也可由鳞屑性睑缘遭受感染后转变为溃疡性睑缘炎。

(三)诊断

同鳞屑性睑缘炎。

（四）治疗

溃疡性睑缘炎比较顽固难治,应积极治疗。

(1)应除去各种诱因,注意个人卫生。

(2)以生理盐水或3％硼酸溶液每日清洁睑缘,除去脓痂和已经松脱的睫毛,清除毛囊中的脓液。然后以涂有抗生素眼膏的棉签在睑缘按摩,4次/天。

(3)炎症完全消退后,应持续治疗至少2～3周,以防复发。

三、眦部睑缘炎

眦部睑缘炎主要是 Morax-Axenfeld 双杆菌感染所致,多发生于内外侧眦部,故称为眦部睑缘炎。病变多为双侧,发病与体质虚弱有关。

（一）病史采集

1.过去史

(1)询问患者是否患有结膜炎症。

(2)是否有过面部皮肤过敏史。

(3)眼部是否有沾染尘垢、病菌的机会。

2.现病史

(1)有无眼痒、异物感或烧灼感。

(2)外眦部睑缘和外眦部皮肤有无充血、肿胀,并有浸渍糜烂。

(3)邻近结膜是否常伴有慢性炎症,表现为充血、肥厚、有黏性分泌物。严重者内眦部也受累。

3.个人史

有无患有屈光不正、视疲劳、营养不良、维生素 B_2 缺乏。有无不良卫生习惯、长期使用劣质化妆品史。

（二）检查

细胞学检查,可见莫-阿双杆菌。

（三）诊断

同鳞屑性睑缘炎。

（四）治疗

(1)滴用 0.25％～0.5％硫酸锌滴眼液,3～4 次/天。此药可抑制莫-阿双杆菌所产生的酶。

(2)适当服用维生素 B_2 或复合维生素 B,可能有所帮助。

(3)如有慢性结膜炎,应同时进行治疗。

第三节　睑外翻

睑外翻是睑缘向外翻转离开眼球的反常状态。睑外翻分以下几类:①瘢痕性睑外翻。眼睑皮肤瘢痕性收缩所致。睑皮肤瘢痕可由创伤、烧伤、化学性、眼睑溃疡、睑缘骨髓炎或睑部手术等引起。②老年性睑外翻。由于老年人眼轮匝肌功能减弱,眼睑皮肤及外眦韧带也较松弛,使睑缘不能紧贴眼球,并因下睑重量使之下坠而引起,仅限于下睑。③麻痹性睑外翻。由于面神经麻痹,眼轮匝肌收缩功能丧失,又因下睑重量使之下坠而发生。④痉挛性睑外翻。眼睑皮肤紧张而眶内容充实的情况下,眶部轮匝肌痉挛所致,多见于青少年。

一、病史采集

1.过去史

(1)患者有无化学烧伤、手术、眼睑裂瘢痕等病史,以便确定瘢痕化因素。

(2)询问有无接触性皮炎。

2.现病史

(1)临床上轻者仅见睑缘后唇轻微离开眼球,重者则有睑结膜暴露,甚至眼睑难以闭合。

(2)睑缘外翻时是否出现泪小点外翻,是否有溢泪。

(3)病程较长者是否有下睑皮肤湿疹或皮肤糜烂。

(4)有睑结膜暴露者是否可见其面充血、干燥和肥厚等改变;眼睑不能闭合者可发生暴露性角膜炎。

二、诊断

(一)诊断要点

1.外翻

睑缘离开眼球,呈外翻状。

2.溢泪

轻者是由于睑缘离开眼球,破坏了眼睑与眼球之间的毛细管作用而导致;重者则由于下睑外翻使泪小点离开泪湖而引起。同时由于习惯的向下揩拭眼泪动作,促使外翻加重。

3.部分或全部睑结膜暴露在外

暴露在外的结膜由于失去泪液的湿润,最初局部充血、分泌物增加,久之变为干燥粗糙,高度肥厚,呈现角化状态。

4.睑裂闭合不全

睑裂闭合不全由严重的睑外翻引起。角膜失去保护,角膜上皮干燥脱落,造成暴露性角膜炎及溃疡。

(二)鉴别诊断

本病在临床上需要对其病因进行鉴别。

1.瘢痕性睑外翻

瘢痕性睑外翻是比较常见的,其程度及形态也有很大差异。瘢痕原因众多,例如眼睑皮肤病、创伤、肿瘤以及眶缘处的骨髓炎等均可引起。溢泪性下睑皮肤湿疹引起的瘢痕性睑外翻程度较轻。由烧伤而起者外翻多数严重,可以引起整个眼睑完全外翻。由皮肤狼疮引起的睑外翻也较严重,但比较少见。由骨髓炎瘘管引起的睑外翻,眼睑皮肤与骨面粘连而向深层牵缩,从表面上看有凹陷,眼睑也有严重变形。机械性创伤的睑外翻常合并有睑缘创伤性缺损或畸形。由疖肿或眼睑皮下脓肿造成的睑外翻,在皮肤上常有如虫样的瘢痕,皮下为瘢痕组织。下睑比上睑更易受瘢痕的牵引而外翻。在上睑轻度瘢痕可以不引起外翻,仅引起兔眼,只有在严重瘢痕时才引起睑外翻。对睑外翻的患者必须检查眼睑闭合功能,注意有无睑裂闭合不全。

2.老年性睑外翻

老年性睑外翻仅限于下睑部。由于老年人的眼轮匝肌功能减弱,眼睑皮肤及外眦韧带也较松弛,使睑缘不能紧贴眼球,并因下睑本身的重量使之下坠而引起下睑外翻,之后造成溢泪,且因下睑皮肤湿疹及萎缩而加重外翻。长此以往,外翻的睑缘由于慢性刺激而充血肥厚,失去其边界。不断向下揩拭眼泪的动作,使外翻加重。

3.麻痹性睑外翻

麻痹性睑外翻仅限于下睑。由于面神经麻痹,眼轮匝肌收缩功能丧失,因下睑本身的重量而发生下垂,造成睑外翻。

4.痉挛性睑外翻

痉挛性睑外翻可见于上下睑,多见于幼儿。在临床上为小儿做强迫检查时可遇到这种现象,当翻开眼睑后由于患者眼轮匝肌收缩而发生睑外翻,在按摩或推压后即行复原。若不加复原,则可发生循环障碍。睑水肿以致外翻不能自行恢复。此外,高度眼球突出、结膜水肿或肥厚变性亦可诱发睑外翻。

5.机械性睑外翻

机械性睑外翻多因结膜方面有肿块生长推压所致。例如结膜肿瘤或睑板淀粉样变性。

6.先天性睑外翻

先天性睑外翻极为少见,多见于上睑,可单眼或双眼发病。常伴有结膜水肿,甚至结膜脱垂于睑裂外。暴露的结膜受到刺激后,可引起眼轮匝肌痉挛,使外翻的上睑不能自行复位。

三、治疗

1.先天性睑外翻

如在出生后3～4周内自行消失则不需治疗,不能恢复者可考虑手术矫正。

2.麻痹性睑外翻

麻痹性睑外翻是由于面神经麻痹引起,本病仅限于下睑。麻痹性睑外翻关键在于面瘫的治疗。

3.老年性睑外翻

老年性睑外翻是由于睑皮肤、韧带和眼轮匝肌的松弛所致。常见于慢性结膜炎、沙眼、睑缘炎或泪道阻塞等造成的流泪现象,可继发皮肤湿疹,反复地向下揩拭泪液可加重外翻程度。老年性睑外翻通常选用"Z"形皮瓣矫正或行"V""Y"形矫形术。

4.瘢痕性睑外翻

临床上最为常见,由于眼睑皮肤瘢痕性收缩所致。可由于创伤、烧伤、化学伤、眼睑溃疡、眶缘骨髓炎等引起,其中以大面积的面部烧伤所造成的睑外翻带来的危险性最为严重。瘢痕性睑外翻应根据情况采用不同的矫形手术。

5.痉挛性睑外翻

要预防炎症,勤上药膏,并可用透明胶片做成湿房罩住眼睛。

第四节 眼睑肿瘤

眼睑肿瘤分为良性和恶性两大类。良性肿瘤较常见,并随着年龄的增长而增多。临床上,大多数眼睑良性肿瘤容易确诊,多因美容的理由行手术切除,但对恶性肿瘤的确诊常较困难。两者的鉴别除考虑发生年龄、病史、肿瘤形态、生长速度、有无出血倾向和淋巴结转移外,由于眼睑位于体表,容易对肿瘤取材,需进行病理检查确诊。治疗时,除考虑肿瘤的预后外,还应考虑到保护眼睑的功能和美容问题。

一、良性肿瘤

(一)眼睑血管瘤

1.毛细血管瘤

毛细血管瘤是最常见的眼睑血管瘤,由增生的毛细血管和内皮细胞组成。

出生时或生后不久发生,迅速生长,至7岁时常自行退缩。如果部位表浅,呈鲜红色,因此称为"草莓痣";如果部位较深,则呈蓝色或紫色。部位较深的血管瘤可能累及眼眶,导致眼眶扩大。患眼可因血管瘤的压迫产生散光,导致屈光参差、弱视或斜视。

毛细血管瘤应当与较少见的"火焰痣"相区别。"火焰痣"又称葡萄酒色痣,呈紫色,由扩张的窦状血管组成。它在出生时就已存在,不像毛细血管瘤那样明显生长和退缩,常与Sturge-Weber综合征有关。如为美容原因,可考虑激光手术切除。

治疗:①因毛细血管瘤有自行退缩的趋向,因此可观察一段时间,一般到5岁以后治疗。②但若因肿瘤引起眼睑不能睁开,阻挡瞳孔,则不能等待,以免造成弱视。首选治疗方法是向血管瘤内注射长效糖皮质激素,治疗时应注意不要将药液注入全身血循环。如果治疗无效,可改用冷冻或部分手术切除。

2.海绵状血管瘤

海绵状血管瘤也是常见的眼睑血管瘤,由内皮细胞衬里、管壁有平滑肌的大血管腔组成。这种血管瘤是发育性的,而不是先天性的,常在10岁前发生。它不会自行退缩,反而会增大。

(二)色素痣

色素痣是眼睑先天性扁平或隆起的病变,境界清楚,由痣细胞构成。可在幼年即有色素,或直到青春期或成人时才有色素。组织学上可分为:①交界痣,一般是平的,呈一致性棕色,痣细胞位于表皮和真皮交界处。有低度恶变趋势。②皮内痣,最常见,一般是隆起的,有时为乳头状瘤状。色素很少,如有则为棕色至黑色。痣细胞完全在真皮内,可能无恶性潜势。③复合痣,常为棕色,由前二型成分结合在一起。有低度恶性潜势。④蓝痣,一般为扁平,几乎出生时就有色素,呈蓝色或石板灰色。无恶性潜势。⑤先天性眼皮肤黑色素细胞增多症,又称太田痣,是围绕眼眶、眼睑和眉部皮肤的一种蓝痣。好发于黄色人种和黑色人种,无恶性潜势。如发生于白色人种,则有恶性潜势。

治疗:①色素痣如无迅速增大变黑及破溃出血等恶变迹象时,可不必治疗。②如为美容而切除时,手术必须完整而彻底,否则残留的痣细胞可能受手术刺激而恶变。

（三）黄色瘤

黄色瘤常见于老年人。可发生于遗传性血脂过高、糖尿病和其他继发性血脂过高的患者中,但多数患者的血脂正常。病变位于上睑近内眦角皮肤,有时下睑也有,常为双侧,呈柔软的扁平黄色斑,稍隆起,与周围正常皮肤的境界清楚。黄色瘤实际上并非肿瘤,而是类脂样物质在皮肤组织中的沉积。除非为美容,否则不必治疗。切除后有复发可能。

二、恶性肿瘤

（一）基底细胞癌

基底细胞癌为我国最常见的眼睑恶性肿瘤,多见于中老年人。好发于下睑近内眦部。初起时为小结节,表面可见毛细血管扩张。因富含色素,可被误认为色素痣或黑色素瘤,但它隆起较高,质地坚硬,生长缓慢。患者无疼痛感。病程稍久,肿瘤中央部出现溃疡,其边缘潜行,形状如火山口,并逐渐向周围组织侵蚀,引起广泛破坏。它罕有转移,如发生转移,最常转移至肺、骨、淋巴结、肝、脾和肾上腺。

治疗:此肿瘤对放射治疗敏感,因此应早期切除后,再行放射治疗。由于癌细胞通常向四周浸润,超出临床上显示正常边缘以外,手术切除范围应足够大,最好应用冰冻切片监察切除标本的边缘。

（二）鳞状细胞癌

鳞状细胞癌多发生于中老年人,好发于睑缘皮肤黏膜移行处。生长缓慢,患者无疼痛感。开始时像乳头状瘤,逐渐形成溃疡,边缘稍隆起,质地坚硬,可发生坏死和继发感染。它不但向周围和深部侵蚀,还侵犯皮下组织、睑板、眼球、眼眶和颅内,可经淋巴系统向远处淋巴结转移。

治疗:以手术为主。根据肿瘤大小,确定眼睑切除范围,再行放射治疗。

（三）皮脂腺癌

皮脂腺癌发病率为我国眼睑恶性肿瘤的第2位。多发于中老年妇女,好发于上睑。最常见起源为睑板腺和睫毛的皮脂腺。如起自睑板腺,初起时为眼睑皮下小结节,与睑板腺囊肿相似。以后逐渐增大,睑板弥漫性斑块状增厚,相应的睑结膜呈黄色隆起。如起自皮脂腺,则在睑缘呈黄色小结节,表面皮肤正常。当肿块逐渐增大后,可形成溃疡或呈菜花状。它可向眶内扩展,侵入淋巴管,并发生转移。

治疗:本病恶性程度高,对放射线治疗不敏感。早期局限时,手术切除后预后较好。晚期已侵及邻近组织,手术后极易复发。由于皮脂腺癌与睑板腺囊肿极相似,因此对老年人睑板腺囊肿应做病理检查,对切除后复发者更应警惕。

第五节 泪 腺 炎

一、急性泪腺炎

急性泪腺炎临床上较少见,约占眼科疾病的 0.001%,多为单侧发病。

（一）病史采集

1.过去史

（1）患者如为儿童,询问有无流行性腮腺炎、麻疹、流行感冒、猩红热、丹毒、伤寒等病史。

（2）患者为成人,询问有无淋病、内源性结膜炎、葡萄膜炎、传染性单核细胞增多症、伤寒等病史。

（3）询问患者有无邻近组织炎症,是否有化脓性原发病灶的存在,如疖肿、中耳炎、扁桃体炎、龋齿等。

2.现病史

（1）是否单侧发病。起病急,眶上部饱满,可出现流泪、疼痛、上睑外侧部肿胀。随着肿胀充血加重,结膜内出现脓性或有黏液脓性分泌物,在外上方睑缘与眼球间可触及一肿胀的泪腺,有触痛感。

（2）患侧耳前淋巴结是否肿大,上穹隆外侧部结膜是否膨隆,是否常有发热、头痛和全身不适等症状。

3.个人史

本病多由细菌病毒感染所致,个人有无不良卫生习惯史。

（二）检查

细胞学可检测出金黄色葡萄球菌或淋病双球菌。

（三）诊断

1.诊断要点

（1）急性睑部泪腺炎:①初期泪腺部疼痛肿胀伴流泪,"S"状睑缘变形,严重者上睑下垂。②泪腺区压痛,同侧耳前淋巴结肿大、压痛。泪腺化脓后可自行清除,发生在睑部泪腺者往往经结膜破溃。③可伴有全身发热及外周血白细胞增多。

（2）急性眶部泪腺炎:除一般症状外,其特点是疼痛较重,结膜水肿较轻,在外侧眶缘可扪及肿块,常使眼球向内向下突出,有时运动受限,有时内斜,有复视。一般表现类似眶蜂窝织炎,化脓时可有皮肤穿破。

（3）急性流行性泪腺炎:本病常发生于寒冷季节,一般起于流行性感冒,其病原可能是病毒,有流行趋势。多侵犯双侧睑部泪腺,轻度炎症表现,其病程 1~3 个月不等,有时复发,常并发全身不适、无力、出汗、头痛、蛋白尿,嗜酸性粒细胞增多以及神经症状,如三叉神经痛、面神经刺激或麻痹;偶有瞳孔不等大,晶状体调节衰退,轻度脑膜炎反应。

2.鉴别诊断

急性泪腺炎应注意与睑腺炎、眼睑脓肿、化脓性结膜炎、局部眶蜂窝织炎、眶骨膜炎鉴别。鉴别要点主要是本病有明显的泪腺肿大、泪腺区压痛、泪腺区局限性流脓及睑缘变形。

（四）治疗

1.一般治疗

非化脓性急性泪腺炎常可自行愈合，针对病原微生物的治疗，可以减轻症状，缩短病情。一般要 4～8 周。

2.对病毒感染者应给予抗病毒治疗

肿胀、疼痛严重者局部敷冰袋，也可使用镇痛剂治疗。

3.热敷

若脓肿形成，需切开排脓；如真菌感染用抗真菌药物治疗。

二、慢性泪腺炎

慢性泪腺炎由急性细菌性泪腺炎迁延而来。其他如结核分枝杆菌、梅毒螺旋体、麻风杆菌、放线菌和真菌等感染，沙眼累及泪腺、类肉瘤结节病、泪腺假瘤等均可引起慢性泪腺炎。

（一）病史采集

1.过去史

（1）询问患者有无淋巴系统炎症、淋巴瘤、白血病、结核等病史。

（2）询问患者有无邻近组织炎症。是否有化脓性原发病灶的存在，如疖肿、中耳炎、扁桃体炎、龋齿等。

2.现病史

（1）有无泪腺肿大，一般无疼痛，并伴有上睑下垂，在外上眶缘下可触及较硬的包块，但多无压痛，眼球可向内下偏位，向上、外看时是否出现复视，眼球是否突出。

（2）是否伴有腮腺炎症和肿胀。

3.个人史

个人有无不良卫生习惯史。

（二）检查

细胞学检测查找病原菌。结核性慢性泪腺炎可切片检查。

（三）诊断

1.诊断要点

（1）本病多为双侧性，上睑外上方肿胀，上睑下垂，但很少有眼球突出。

（2）泪腺区触及分叶状，质软肿块，可移动，无压痛。

（3）病程进展缓慢。

（4）通常不影响泪腺的分泌功能。

2.鉴别诊断

（1）泪腺肉样瘤病：过去称为泪腺结节病。根据泪腺无痛性缓慢肿大，质地较硬，呈结节状在皮下及眶缘活动，结合全身及其他受侵犯组织的临床表现特点，可初步诊断。实验室检查可有轻度贫血,白细胞和淋巴细胞减少,嗜酸性粒细胞和单核细胞轻度增加。免疫学试验表现为延迟型皮肤超敏反应缺乏,结核菌素试验受到抑制,淋巴细胞转化试验见淋巴母细胞形成能力下降。确诊还需通过活检病理组织学检查。

(2)Sjogren 综合征:除泪腺、腮腺肿大外有干燥性结角膜炎、口干,腮腺管造影在腺管内有弥漫状,直径为 1 mm 以上大小不同的点状、斑状阴影。多合并类风湿和其他结缔组织病,有泪腺及腮腺的组织学特异所见,唇部腺体也会发生与腮腺同样的组织变化。

(3)Miculicz 病:本病为一种以双侧对称性泪腺和腮腺肿大为特点的泪腺和腮腺慢性炎症,病因不明,可能属于胶原纤维病的范畴。一般不伴发类风湿等病症,可并发结核、白血病、结节病等。早期泪腺分泌增多,晚期才有眼干燥症状。口腔干燥不明显,泪腺及腮腺组织学检查与Sjogren 不同。本病病程缓慢,常易复发。根据质地柔软而有弹性的泪腺缓慢肿大,无痛,不并发全身症状,伴发腮腺慢性肿大等特点即可诊断。必要时进行组织学检查,其组织形态表现为泪腺有突出淋巴组织增生、淋巴细胞浸润,可发现嗜酸性粒细胞、上皮样细胞、单核细胞,有时有巨细胞,后期可看到泪腺组织萎缩而为肉芽组织和结缔组织所代替。

(4)泪腺肉样瘤病与 Miculicz 病鉴别:①前者多发生于 20～40 岁患者,后者多发生于 30 岁以上患者。②前者可合并侵犯眼球血管膜,后者同时侵犯唇腺。③前者泪腺呈结节状肿大,质地坚硬;后者泪腺肿块柔软有弹性。④前者常影响脾、肺、骨、皮肤、纵隔或淋巴结等组织;后者可合并结核、白血病、淋巴瘤、腮腺热或葡萄膜炎。⑤病理及组织学的改变不同。

(四)治疗

1.明确诊断

查找病原体是最理想的治疗方法。

2.病因不明

可试用免疫抑制剂,亦可用糖皮质激素治疗。

3.手术治疗

泪腺长期肿大者,必要时可手术摘除肿大的泪腺。

第六节　泪　囊　炎

一、慢性泪囊炎

慢性泪囊炎主要是鼻泪管阻塞,由各种原因所致的泪囊黏膜及其周围组织炎症、阻塞和微生物感染是主要的原因。当各种原因造成鼻泪管狭窄时,细菌滞留于泪囊内并不断繁殖,泪囊黏膜感染、肿胀、肥厚。本病任何年龄均能发病,但以中老年人多见。本病演变十分复杂,与细菌因素、解剖因素、鼻腔和鼻旁窦等因素有关系。另外,结核性、麻风性、梅毒性、白喉性、寄生虫性及病毒性泪囊炎均有报道。

（一）病史采集

1.过去史

（1）鼻泪管是否阻塞、狭窄。

（2）有无泪囊黏膜及其周围组织炎症、阻塞和微生物感染。

（3）有无鼻部疾患史，如下鼻甲肥大、鼻中隔偏曲、鼻腔和鼻副窦炎症等。

（4）有无全身性感染史，如流行性感冒、猩红热、白喉、结核等。

（5）平时泪液分泌是否过多或泪液滞留。

2.现病史

（1）早期有无溢泪，遇冷风或强光刺激可加重症状。

（2）泪囊部皮肤是否潮红、糜烂，甚至皮肤慢性湿疹；是否伴有结膜炎、鼻侧球结膜充血。

（3）挤压泪囊，有无黏性脓性分泌物从泪小点溢出。

（4）泪囊有无增大，形成囊肿。

（二）检查

1.X线检查

可见鼻管狭窄、阻塞。

2.细胞学检查

可见病原菌，如白念珠菌、大肠杆菌、变形杆菌等。

3.碘油泪道造影

泪道憩室及囊肿可通过碘油泪道造影来确定。

（三）诊断

1.诊断要点

（1）溢泪，内眦部皮肤有湿疹。

（2）从泪点自行溢出或泪囊区受挤压时排出黏液性或脓性分泌物。

（3）泪道冲洗时，冲洗液由原泪点或上泪点流出，有黏性或脓性分泌物被冲出。

2.鉴别诊断

慢性泪囊炎初期与单纯性泪道狭窄或阻塞不易区别，但冲洗泪道有分泌物回流即可确诊。慢性泪囊炎应与肿瘤、结核、梅毒、泪道憩室及囊肿等相区别，手术探查和活体组织检查可鉴别。内眦部的皮样囊肿和皮脂腺囊肿一般较表浅，且泪道通畅。筛窦或额窦囊肿位置多在内眦韧带上方，X线片和鼻部检查可明确诊断。泪道憩室及囊肿可通过碘油泪道造影来确定。

（四）治疗

1.病因治疗

如因结膜炎、鼻腔及鼻旁窦炎症引起者，在治疗原发病的同时，应积极治疗泪囊炎，如有化脓，要经常压迫泪囊部使脓性分泌物排出，并滴用抗生素眼药水。

2.泪道冲洗

应及时探通及扩张泪道，选用抗生素进行冲洗。

3.手术治疗

手术是治疗慢性泪囊炎最有效的手段，常用的手术方法是恢复阻塞的原有鼻泪管，重建泪液流出的替代旁路。多年来临床观察发现,泪道插管或挂线治疗疗效不佳。近年来,利用激光经泪道内窥镜治疗该病取得了较好效果。另外,施行鼻腔泪囊吻合术或泪囊摘除术,有一定的临床效果,但应积极使用抗生素。

二、急性泪囊炎

常由慢性泪囊炎转变而来,亦有开始即为急性者。致病性微生物有肺炎球菌、金黄色葡萄球菌、乙型溶血性链球菌、流感病毒等。

急性泪囊炎为泪囊及其周围组织的急性化脓性炎症,多由毒性较强的细菌感染所致,大部分患者有鼻泪管阻塞,同时有泪小管阻塞,脓性分泌物不能排出。

(一)病史采集

1.过去史

(1)鼻泪管是否阻塞、狭窄。

(2)周围组织有无急性化脓性炎症。

2.现病史

(1)是否突然发病,局部有无红肿、疼痛、溢泪。炎症可扩散到内眦韧带上方、颊部、鼻部、鼻梁部,是否伴有头疼、发热、耳前淋巴结肿大、白细胞升高。

(2)几日后肿胀是否加重,形成脓肿,破溃后脓液排出而炎症消退。

(二)检查

X线检查、碘油泪道造影、活检有助于诊断。

(三)诊断

1.诊断要点

(1)初期局部红肿、疼痛、颌下淋巴结肿大、压痛。

(2)数日后红肿局限,泪囊区出现脓点并自皮肤面溃破,炎症减轻。有的可形成泪囊瘘管。

(3)严重时有畏寒、发热及外周血白细胞增多。

2.鉴别诊断

本病应与内眦部泪腺炎、急性上颌窦炎和前筛炎鉴别。鉴别要点是本病泪囊挤压有脓性分泌物、泪道冲洗不通畅。

(四)治疗

(1)早期局部热敷,全身应用抗生素或磺胺类药物。应及时控制炎症,保持泪囊腔的完整性,为下一步治疗创造条件。

(2)脓肿成熟有波动感,及时切开引流。

(3)脓肿形成时首先可抽吸注入抗生素药物,切忌挤压或探通泪道。

(4)炎症消退后,按慢性泪囊炎处理。

第七节　泪腺肿瘤

泪腺肿瘤主要是指原发于泪腺的肿瘤,也常包括发生于泪腺窝的肿瘤。泪腺肿瘤在眼眶占位性病变中居前列。在泪腺肿瘤中,50％为炎性假瘤或淋巴样瘤,50％为上皮来源的肿瘤,而且多起源于泪腺眶叶。泪腺多形性腺瘤(又称混合瘤)是泪腺最常见的良性肿瘤,约占上皮性肿瘤的50％,泪腺上皮性恶性肿瘤则以囊样腺癌居多。

一、多形性腺瘤

多形性腺瘤是泪腺上皮性肿瘤最多见的一种。1954年以前称为混合瘤,后经肿瘤发生学研究证实,混合瘤起源于具有多向分化潜能的上皮细胞,其间质成分均为上皮化生的产物。所以,混合瘤实质是上皮瘤,故又称泪腺上皮性肿瘤。泪腺上皮性肿瘤是一类具有明显组织学变异和组织成分的多形性肿瘤。其组织学类型有多种,临床生物学表现也不尽相同。良性肿瘤术后常见复发和恶性变,恶性肿瘤复发率及死亡率均高。

(一)病史采集

1.过去史

有无眼部不适,上睑颞上方肿胀史。

2.现病史

(1)观察上睑颞上方有无无痛性肿瘤,眼球向前下方移位,颞上方向运动受限。

(2)询问肿物增大是否缓慢,若高龄患者应注意肿瘤生长是否较快且有无骨质破坏。

(3)患者有无散光、视力减退。

(二)检查

1.X线检查

眶腔扩大或泪腺向外上方膨隆,边界清晰整齐,无骨质破坏。此种X线征所见具有定性和定位诊断价值。

2.超声探查

典型的良性多形性腺瘤,B超显示为眶外上方圆形或类圆形占位病变,边界清楚,光滑,内回声多或中等而分布均匀,声衰减中等,无可压缩性。

3.CT扫描

在泪腺上皮性肿瘤的诊断中居重要位置。显示肿瘤位于眶外上方泪腺区,圆形或类圆形高密度块影,边界清楚,光滑,密度基本均质。泪腺窝骨壁可有压迫性改变,并有泪腺窝扩大。病变较大时,冠状CT可显示眶顶骨吸收或骨缺损。肿瘤前界一般不超出眶缘,病变主要累及眶部泪腺,很少波及睑部泪腺。CT扫描中多形性腺瘤的特征除了其特定的位置外,主要是形状,因肿瘤呈良性膨胀性增长而呈圆形或类圆形,这可与发生于泪腺的炎性假瘤或恶性淋巴瘤区别。而泪腺窝扩大是良性泪腺上皮性肿瘤诊断较有特征性的改变,也是和其他病变区别的重要指征之一。

4.MRI 检查

对良性多形性腺瘤的诊断无特异性,如同其他良性肿瘤一样,T_1W_1呈中信号,T_2W_1为高信号。

(三)诊断

1.诊断要点

(1)常发生于青壮年,单侧多见。

(2)最常见的症状为单眼进行性眼球突出及眼球下移位,眶外上方可扪及硬性肿物,表面正常时有颗粒感,无触痛,不能推动。也可出现眼睑肿胀,少部分患者有上睑下垂及眼球运动障碍等症状。肿瘤压迫眼球,产生散光、视力减退。

(3)高龄患者在考虑恶性混合瘤时,其生长较快,并有明显骨质破坏。

(4)超声影像学检查有定性和定位诊断价值。

2.鉴别诊断

(1)泪腺炎性病变:泪腺为炎性假瘤好发部位之一。临床表现为眼睑肿胀、疼痛,使用糖皮质激素类药物好转并反复发作。超声显示病变为扁平形,低回声;CT 扫描病变形状大体如正常泪腺,呈半圆形或扁平形,并常合并其他 CT 征,如眼环增厚,眼外肌肥大,病变常侵及睑部泪腺(这是上皮性肿瘤区别要点之一)。

(2)泪腺淋巴性病变:多发生于老年人,也可双侧发病。临床表现类似炎性假瘤,但病史较短,眶前部触及硬性肿物,压痛。超声显示病变为低回声区,声衰减较少,但病变体积较炎性假瘤大,CT 显示病变体积较大,均质高密度。必要时可穿刺活检,明确诊断。

(3)皮样或表皮样囊肿:常发生于眶外上方泪腺区,一般临床检查不易和泪腺肿瘤区别。CT 扫描肿瘤多为低密度或有负值区,病变可向颅内或颅凹蔓延而呈哑铃形。

(4)其他发生于泪腺区的病变:如神经鞘瘤、各种肉芽肿等临床均较少见,容易区别。

(四)治疗

手术切除,应尽可能连同包膜完整切除,避免过度挤压,包膜残留或破裂可能导致肿瘤复发或恶变。

二、多形性腺癌

多形性腺癌又称恶性循环性泪腺混合瘤,发病率占泪腺窝原发性上皮性肿瘤的 13%～22.5%。

(一)病史采集

1.过去史

有无泪腺多形性腺瘤史,有无泪腺良性肿瘤切除史。

2.现病史

有无明显疼痛,眼球是否向前下方突出,有无眼球运动障碍,是否有复视和视力障碍。

（二）检查

1.X 线检查

可发现眶容积扩大,泪腺窝溶骨破坏是恶性混合瘤的主要标志之一,但和其他泪腺恶性肿瘤产生的骨破坏不易区别。

2.超声检查

B 超可见泪腺区占位性病变,形状为类圆形或不规则形,内回声不均匀或呈块状,声衰减较多,可压缩性。肿瘤体积较大时可显示视神经受压向下移位。

3.CT 扫描

早期不易和多形性腺瘤区别,形状为类圆形,高密度,局部有骨凹形成或骨破坏,增强现象明显。但多数肿瘤边界不清楚或形状不规则,局部骨破坏是恶性肿瘤的标志。一般恶性混合瘤的瘤体较多形性腺瘤大,晚期可见广泛骨破坏,病变向前、中颅凹及额凹或鼻窦蔓延,尤其以增强 CT 扫描为显著。病变内部可有钙化或坏死区(低密度区)。

（三）诊断

1.诊断要点

根据临床表现,CT 扫描显示泪腺区肿块致密影形状不规则,边界不清,眶骨不均质破坏,病变沿眶外壁向后蔓延,向鼻窦或颅内等部位扩展。X 线片显示眶骨颞上方骨质呈虫蚀样破坏。B 超声显示病变内回声不规则,透声性差,边界不清楚。耳前及颈部淋巴结肿大。有报道泪腺良性多形性腺瘤存在时间越长,其恶变危险越大。

2.鉴别诊断

(1)多形性腺瘤:病程较长,一般无疼痛感。影像学检查有较特征性的发现。

(2)泪腺其他恶性肿瘤:临床表现均很类似,不易区别。

(3)其他肿瘤:可参考多形性腺瘤的鉴别诊断。

（四）治疗

对于恶性混合瘤尚未向周围结构蔓延时,采取根治性切除,范围包括泪腺窝骨壁在内的眶内容摘除术。术前诊断尚不明确者可用穿刺活检或术中冰冻切片明确诊断。

第八节 角 膜 炎

由于角膜的解剖位置是直接与外界接触,比较容易受到各种外界因素的影响而发炎,直接从事工农业生产者更是如此。角膜本身无血管,其营养来源除房水供应外,周边角膜主要依赖角膜缘血管网。

一、病因

引起角膜炎症的病因极其复杂,除原因不明者外,主要有以下几个方面。

（一）外伤与感染

外伤与感染是引起角膜炎最常见的原因。当角膜上皮层受到机械性、物理性和化学性等因素的损伤时，细菌、病毒和真菌等就趁机而入，发生感染。侵入的致病性微生物既可来源于外界的致伤物上，也可来自隐藏在眼睑或结膜囊内的各种致病菌，尤其是慢性泪囊炎，是造成角膜感染的危险因素。

（二）全身性疾病

全身性疾病是一种内在性的因素。例如结核、风湿、梅毒等引起的变态反应性角膜炎。全身营养不良，特别是婴幼儿维生素 A 缺乏引起的角膜软化症，以及三叉神经麻痹所致的神经麻痹性角膜炎等。此外尚有原因不清楚的蚕食性角膜溃疡等自身免疫性疾病。

（三）角膜邻近组织疾病的影响

例如急性结膜炎可引起浅层点状角膜炎，巩膜炎可导致硬化性角膜炎，葡萄膜炎也可引起角膜炎。眼睑缺损合并睑裂闭合不全时，可发生暴露性角膜炎等。

二、病程与病理变化

角膜炎发生以后，其病程与病理变化一般可分为三个阶段：即炎症浸润期、进行期和恢复期。炎症病变的转归，一方面取决于致病因素的强弱，机体抵抗力的大小；另一方面也取决于医疗措施是否及时、恰当。

（一）浸润期

当致病因子侵袭角膜时，首先是角膜缘处血管扩张、充血（睫状充血，如兼有结膜血管充血，则称为混合充血）。由于炎性因子的作用，血管壁的通透性增加，血浆及白细胞，特别是嗜中性粒细胞迁入病变部位，在角膜损伤区形成边界不清的灰白色混浊病灶，周围的角膜水肿，称角膜浸润。浸润角膜因水肿而失去光泽。角膜浸润的大小、深浅、形状因病情轻重而不同。经过治疗后，浸润可吸收，也有自行吸收的，角膜透明性得以恢复而痊愈；病情严重或治疗不及时，炎症将继续发展。

（二）进行期

如浸润阶段的炎症没有得到控制，浸润将蔓延扩大，随后新生血管将伸入浸润区，特别是周边部的炎症更是如此。在浸润区嗜中性粒细胞溶解，释放出含有水解酶的溶酶体颗粒。水解酶与角膜蛋白发生反应，导致浸润区的角膜上皮层、前弹力层和基质层坏死脱落，角膜组织出现缺损，形成角膜溃疡，又称溃疡性角膜炎，溃疡边缘呈灰暗色或灰黄色混浊。如溃疡向纵深发展，即形成深层溃疡，溃疡底部不平。由于毒素的刺激可并发虹膜睫状体炎，严重时，大量纤维蛋白性渗出物积聚于前房下部形成前房积脓。当角膜基质完全被破坏、溃疡涉及后弹力层时，由于局部抵抗力降低，眼内压力可使后弹力层及内皮层向前膨出，称后弹力层膨出。临床检查时在溃疡底部可见"黑色"透明小泡状突起，这是角膜即将穿孔的征兆。此时，若眼球受压，例如揉眼、碰撞、打喷嚏、用力咳嗽、便秘等，均可造成角膜骤然穿孔。在穿孔瞬间，患者可自觉眼部突然剧疼，并有热泪（即房水）流出。穿孔后可引起一系列的并发症和后遗症。

位于角膜基质层内的浸润，可不发生溃疡，称无溃疡性角膜炎，以淋巴细胞浸润为主。此种类型的角膜炎多与机体的变态反应有关，如角膜基质炎。

（三）恢复期

即炎症的转归阶段。经过治疗,溃疡可逐渐转向清洁,周围健康角膜上皮细胞迅速生长,将溃疡面完全覆盖,在角膜上皮细胞的掩盖下,角膜基质的成纤维细胞增生和合成的新胶原,可修补基质的缺损处,角膜溃疡遂告痊愈。角膜中央区溃疡愈合方式多为无新生血管性愈合;周边部溃疡多为有血管愈合。新形成的角膜基质胶原纤维排列紊乱,构成了不透明的瘢痕组织。位于中央区的致密瘢痕可使患眼视力严重丧失。浅层溃疡,仅有角膜上皮层覆盖创面,无结缔组织增生者,则在损伤处形成透明的小凹面,荧光素不染色,称为角膜小面。

三、临床表现

（一）自觉症状

由于三叉神经感觉纤维受炎症刺激,患者主诉有畏光、流泪、疼痛,重者有眼睑痉挛等刺激症状。当角膜上皮剥脱时可导致剧烈眼疼。根据角膜病变的程度和部位,可伴有不同程度的视力障碍,除化脓性角膜感染外,一般分泌物不多或无分泌物。

（二）体征

1.球结膜水肿

严重的角膜炎,可引起不同程度的球结膜水肿。

2.睫状充血

当角膜发炎时,角膜缘周围睫状前血管网扩张和充血,称睫状充血。当结膜及睫状充血同时出现时,称混合充血。

3.角膜混浊

由角膜浸润、水肿或溃疡引起。须与炎症后所形成的角膜瘢痕进行鉴别。

4.角膜新生血管

在角膜炎症或溃疡的病变过程中,充血的角膜缘周围毛细血管网伸出新生的血管支侵入角膜时,称角膜新生血管。上皮下新生血管,来自浅层血管网,呈树枝状,色鲜红,与结膜血管相连。前基质新生血管起源于深层血管网;后基质的新生血管来自虹膜动脉大环和放射状虹膜血管伸到角膜缘的分支。深层新生血管呈毛刷状,色暗红,伴有角膜上新生血管的出现是机体修复功能的表现。

在炎症期,角膜新生血管很容易看到,炎症消退后,存留在相对透明角膜上的新生血管,仅存管腔没有血液,名叫影子血管,较难发现。角膜新生血管,一方面可使角膜失去透明性,另一方面使角膜组织发生生物化学的变化,由不参与整体组织的免疫赦免状态,到参与免疫反应,因而可能导致角膜移植时的排斥反应。

四、角膜炎症与后遗症

（一）虹膜睫状体炎、角膜瘢痕、浅深层角膜溃疡、角膜基质炎

在炎症阶段,可并发虹膜炎或虹膜睫状体炎。此时若形成前房积脓,则为无菌性前房积脓。当角膜溃疡或基质炎愈合、修复后,在角膜上形成的不透明部分叫角膜瘢痕。其对视力的影响,随瘢痕的厚薄、大小及位置而异。

1.角膜薄翳

角膜薄翳是薄云雾状的角膜瘢痕。用斜照法或裂隙灯检查方法可发现。

2.角膜斑翳

角膜斑翳较厚,呈灰白色混浊,半透明,肉眼即可看见。

3.角膜白斑

角膜白斑为最厚的角膜瘢痕,呈乳白色或瓷白色混浊,不透明,一望而知。

(二)角膜溃疡穿孔引起的并发症与后遗症

1.角膜瘘

小的角膜穿孔后,如果角膜上皮细胞沿创缘长入创口内,阻碍穿破口愈合,则形成角膜瘘,使眼球内外相通,很容易引起球内感染。检查时,在角膜混浊处中央可看到一个黑色小点。前房变浅,眼压降低。用荧光素滴在角膜上,从瘘孔流出的房水会将荧光素冲淡,形成一条淡绿色细流。如瘘管暂时被上皮细胞封闭,在该处可见一小水泡,眼压恢复或升高时又破溃。如此反复,威胁眼球。

2.前极性白内障

在角膜穿孔后,前房突然消失,角膜破口直接与晶体接触,可引起晶体局部代谢障碍,发生晶体前极局限性混浊,为前极性白内障。

3.虹膜脱出

角膜溃疡穿孔时,由于房水流出,虹膜可脱出于穿孔处,瞳孔失去圆形,呈瓜子状,其尖端朝向虹膜脱出处,此时眼压降低,眼球变软。在愈合过程中,可出现以下几种情况:

(1)粘连性角膜白斑:虹膜脱出后,在虹膜表面上很快产生纤维蛋白性渗出物,凝聚在穿孔处及脱出的虹膜上,并将溃疡边缘与虹膜脱出部分固定起来,不使前房与外界相通,前房逐渐恢复。溃疡愈合后,在角膜瘢痕组织中,夹杂有脱出的虹膜组织,这种角膜瘢痕叫粘连性角膜白斑。

(2)角膜葡萄肿:如果角膜穿孔范围较大,嵌入的虹膜和角膜发生粘连,形成疏松的瘢痕封闭穿孔,前粘连的虹膜阻碍房水排出,导致眼压升高。如果瘢痕组织不能对抗眼内压力而逐渐向前膨出于正常角膜表面时,这种膨出的角膜瘢痕叫角膜葡萄肿。其中膨出仅限于角膜的一部分时,叫部分角膜葡萄肿,全部角膜向前膨出时,叫全角膜葡萄肿。

(3)继发性青光眼:由于虹膜有相当广泛的前粘连,使前房角变窄或被堵塞,房水排出发生障碍,导致眼压升高,形成继发性青光眼。

4.化脓性眼内炎及全眼球炎

角膜溃疡穿孔后,可使化脓性细菌进入眼球内,如治疗不当或细菌毒力较强,可引起化脓性眼内炎或全眼球炎。最终可分别导致眼球萎缩或眼球失明。

五、诊断

(一)临床检查

1.病史

有无角膜刺激症状及外伤史,局部和全身是否用过皮质类固醇;有无慢性泪囊炎、内翻倒睫等眼病及有关的全身疾病。

2.眼部检查

刺激症状严重者,特别是小儿,可先滴表面麻醉剂后再行检查。对有穿孔危险者,检查时切忌压迫眼球。对角膜表层损伤,利用荧光素染色法很容易查见,利用放大镜或裂隙灯更易查出角膜病变部位和形态。必要时做角膜知觉检查和泪液分泌功能检查等。

(二)实验室检查

为选择最有效的治疗方案,确定致病因素甚为重要。对细菌性或霉菌性角膜溃疡,做刮片检查常能得到线索。微生物的培养及药物敏感实验,更有助于诊断和治疗。必须指出,在取得实验结果前,应根据临床诊断,首先给予必要的治疗,不可等待而延误治疗时机。

六、治疗

角膜炎症的治疗,应本着去除致病因素与促进机体修复能力两个环节进行。

(一)常用治疗方法

1.消除诱因

如对睑内翻、倒睫、慢性泪囊炎、结膜炎等及时处理和治疗。

2.控制感染

针对致病性微生物,选用适当的抗生素配制成不同浓度的眼药水或眼膏点眼。对严重感染的病例可首先选用广谱抗生素,如0.4%庆大霉素、0.5%卡那霉素、0.25%氯霉素等眼药水滴眼。必要时可行结膜下注射及全身用药。可一药单用,或联合用药。

3.散瞳

凡有巩膜刺激症状,如瞳孔缩小、对光反应迟钝及并发虹膜睫状体炎,均应散瞳。常用散瞳药为0.5%~3%阿托品及眼膏,必要时可结膜下注射散瞳合剂。

4.热敷

用湿热敷法,可使眼部血管扩张,促进和改善局部血液循环,减轻刺激症状,促进炎症吸收,增强组织的修复能力。每日可热敷2~3次,每次15~20 min。

5.皮质类固醇的应用

只限于变态反应性角膜炎或角膜溃疡愈合后,角膜基质仍有浸润及水肿时应用。对各种原因引起的角膜上皮损伤或角膜溃疡,原则上禁用皮质类固醇,以免促使溃疡恶化,或延缓上皮损伤的愈合。

6.包扎

用无菌纱布将患眼遮盖,可避免光线刺激,减少眼睑对角膜表面的摩擦,保护溃疡创面,并可减轻疼痛,促进溃疡愈合和预防继发感染。还可戴用治疗性软性角膜接触镜,但对伴有结膜炎和脓性分泌物多者禁用。必要时可戴有色眼镜。

7.支持疗法

可应用多种维生素,如维生素C、维生素E。

(二)顽固性角膜溃疡的疗法

1.角膜烧灼法

在0.5%的可卡因表面麻醉下,用1%的荧光素染色确定溃疡的范围(即需要烧灼的范围)。

可选用 10％～30％三氯醋酸、5％～7％碘酊、20％硫酸锌或纯石炭酸等,烧灼溃疡处,使溃面上的病原微生物与坏死组织凝固脱落。在烧灼过程中注意保护健康角膜。每 2～3 天可烧灼一次,1 疗程做 4～5 次。

2.冷冻法

表面麻醉后,用荧光染色确定冷冻范围。用－60～－80℃冷冻头进行冷冻。冷冻时间一般为 5～10 s,冷冻点数视溃疡面积大小而定,每次一般不超过 10 个冷冻点。

3.胶原酶抑制剂的应用

近年研究表明,单纯疱疹病毒性角膜炎胶原酶的水平升高。胶原酶可破坏胶原纤维,影响溃疡的愈合。因此,对于久治不愈的角膜溃疡,可试滴胶原抑制剂。如 2％～3％半胱氨酸,0.5％～2.5％依地酸钙钠,0.5％硫酸锌等,也可用自家血、青霉胺等点眼。

4.手术

(1)小结膜瓣遮盖术:当角膜溃疡有穿孔危险时,应将患眼轻轻加压包扎或戴角膜接触镜;口服降眼压药,以降低眼压,防止穿孔,必要时做结膜瓣遮盖术。如已穿孔,并有虹膜脱出时,可做虹膜切除兼结膜瓣遮盖术。遮盖术视角膜溃疡的部位、面积大小而定。

(2)治疗性角膜移植术:对于长期不愈的顽固性角膜溃疡,视力在 0.1 以下,角膜后层正常,可行治疗性板层角膜移植术;对有穿孔危险或已穿孔者,有新鲜角膜材料时,可行穿透角膜移植术。

(3)医用黏合剂的应用:对 2 mm 以内的穿孔病例,可试用黏合剂促进愈合。

(三)角膜瘢痕的治疗

1.促进瘢痕吸收

目前尚无理想的促进瘢痕吸收药物,一般可使用 1％～5％乙基吗啡液点眼(先从低浓度开始,后再逐渐增加浓度),每日 3 次。

2.手术

根据角膜瘢痕的位置、范围、厚薄及对视力影响程度,可进行激光虹膜切除术、光学虹膜切除术或角膜移植术。对粘连性角膜白斑引起的继发性青光眼,可施行抗青光眼手术。

第九节　角膜变性与营养不良

角膜变性是指由于某些先期的疾病引起角膜组织退变并使功能减退。引起角膜变性的原发病通常为眼部炎症性疾病,少部分原因未明,但与遗传无关。角膜营养不良是指角膜组织受某种异常基因的决定,结构或功能进行性损害,出现具有病理组织学特征的病变。

一、角膜老年环

角膜老年环是角膜周边部基质内的类脂质沉着。病理组织学上,类脂质主要沉积于靠近前、后弹力层的部位。常见于老年人,双眼发病。起初混浊在角膜上下方,逐渐发展为环形。该环呈白色,通常约 1 mm 宽,外侧边界清楚,内侧边界稍模糊,与角膜缘之间有透明角膜带相隔。老年环通常是一种有遗传倾向的退行性改变,但有时也可能是高脂蛋白血症(尤其为低密度脂蛋白)或血清胆固醇增高的眼部表现。偶尔也可作为一种先天性异常出现于青壮年,又称"青年环",这时病变常局限于角膜缘的一部分,而不形成环状。本病无特殊治疗。

二、角膜营养不良

角膜营养不良是一种少见的遗传性、双眼性、具有组织病理学特征的原发性疾病。与原有的角膜炎症或系统性疾病无关,病变进展缓慢或静止不变,在患者出生后或青春期确诊。根据其遗传模式、解剖部位、临床表现、组织病理学、超微结构等有不同的分类。近年来,对一些角膜营养不良已找出其遗传相关的基因。在临床上,解剖部位分类法最常用,根据受累角膜的层次而分为角膜前部、基质部及后部角膜营养不良三类。

(一)上皮基底膜营养不良

这是最常见的前部角膜营养不良,可能为显性遗传,也称为地图-点状-指纹状营养不良。组织病理学检查可见基底膜增厚,并向上皮内延伸;上皮细胞不正常,伴有微小囊肿,通常位于基底膜下,内含细胞和细胞核碎屑。

1.临床表现

女性较多见,人群中发病率约 2%。主要症状是自发性反复发作的患眼疼痛、刺激症状及暂时的视力模糊。角膜中央的上皮层及基底膜内可见灰白色小点或斑片、地图样和指纹状细小线条。可反复发生上皮剥脱。

2.治疗

局部使用 5%氯化钠眼液和眼膏、人工泪液等黏性润滑剂。上皮剥脱时可佩戴软性角膜接触镜,也可在刮除上皮后,压迫绷带包扎。部分患者采用准分子激光去除糜烂角膜上皮,可促进新上皮愈合,有较好效果。可适当用刺激性小的抗生素眼液和眼膏预防感染。

(二)颗粒状角膜营养不良

颗粒状角膜营养不良是一种角膜基质营养不良,属常染色体显性遗传。已证实颗粒状角膜营养不良为 5q31 染色体位点上的角膜上皮素基因发生突变所致。组织病理学的特征是角膜颗粒为玻璃样物质,用 Masson 三重染色呈鲜红色。

1.临床表现

10～20 岁发病,可多年无症状。双眼对称性发展,青春期后明显。发病时,视力有不同程度下降,可不伴随其他症状。当角膜上皮糜烂时,可有眼红与畏光。角膜中央前弹力层下可见灰白点状混浊,合并成大小不等、界限清楚的圆形或不规则团块,形态各异,逐步向角膜实质深层发展,病灶之间角膜完全正常透明。

2.治疗

早中期无须治疗。视力下降明显、影响工作与生活时,考虑进行角膜移植术或准分子激光的治疗性角膜切削术(PTK),一般可获良效。但术后可复发。

(三)Fuch 角膜内皮营养不良

Fuch 角膜内皮营养不良是角膜后部营养不良的典型代表。以角膜内皮的进行性损害,最后失代偿为特征。可能为常染色体显性遗传。组织病理显示角膜后弹力层有散在的灶性增厚，形成角膜小滴，凸向前房，其尖端处的内皮细胞变薄，内皮细胞总数减少。

1.临床表现

多见于绝经期妇女，常于 50 岁以后出现症状及加重。早期病变局限于内皮及后弹力层时，无自觉症状，角膜的后弹力层出现滴状赘疣，推压内皮突出于前房，后弹力层可呈弥漫性增厚。有时内皮面有色素沉着。当角膜内皮功能失代偿时，基质和上皮出现水肿，导致视力下降，虹视和雾视。发展为大泡性角膜病变时，出现疼痛、畏光及流泪。

2.治疗

早期病例无症状，无有效治疗方法，可试用角膜营养药和生长因子。角膜水肿、内皮失代偿者，按大泡性角膜病变处理。

三、带状角膜病变

带状角膜病变是主要累及前弹力层的表浅角膜钙化变性，常继发于各种眼部或系统性疾病。最常见于慢性葡萄膜炎、各种原因引起的高钙血症，如甲状旁腺功能亢进，血磷增高而血钙正常，如慢性肾功能衰竭等疾病。

（一）临床表现

早期无症状。当混浊带越过瞳孔时，视力下降。上皮隆起或破损，可有刺激症状和异物感。病变起始于睑裂区角膜边缘部，在前弹力层出现细点状灰白色钙质沉着。病变外侧与角膜缘之间有透明的角膜分隔，内侧呈火焰状逐渐向中央发展，汇合成一条带状混浊，横过角膜的睑裂区。沉着的钙盐最终变成白色斑片状，常高出于上皮表面，可引起角膜上皮缺损。有时伴有新生血管。

（二）治疗

积极治疗原发病。病变轻微者，可用依地酸二钠眼液点眼；重者可在表面麻醉后，刮去角膜上皮，用 2.5% 依地酸二钠溶液浸洗角膜，通过螯合作用去除钙质。配戴浸泡有依地酸二钠溶液的接触镜和胶原盾，也有较好疗效。还可行板层角膜移植术或准分子激光治疗（PTK）。

四、大泡性角膜病变

大泡性角膜病变是由于各种原因严重损毁角膜内皮细胞，导致角膜内皮细胞失代偿，使其失去液体屏障和主动液泵功能，引起角膜基质和上皮下持续性水肿的病变。常见原因为眼球前段手术，尤其是白内障摘除与人工晶状体植入；此外，无晶状体眼的玻璃体疝接触内皮、婴儿出生时产伤严重损害角膜内皮、绝对期青光眼、单疱病毒或带状疱疹病毒感染引起的内皮损伤、角膜内皮营养不良的晚期阶段等，均可引起此病。

（一）临床表现

患眼雾视，轻症者晨起最重，午后可有改善。重者刺激症状明显，疼痛流泪，难以睁眼，特别是在角膜上皮水疱破裂时最为明显。有不同程度的混合性充血，裂隙灯检查见角膜基质增厚水肿，上皮气雾状，或有大小不等的水泡，角膜后层切面不清或皱褶混浊。病程持久者，角膜基质新生血管形成，基质层混浊，视力明显减退。

（二）治疗

1.药物

轻症可点用高渗剂和角膜营养剂，上皮有缺损时应加用上皮营养药，并用抗生素眼药预防感染。

2.手术

症状顽固，对视功能影响较大者，应考虑穿透角膜移植术，或深板层角膜内皮移植术。板层角膜移植可短期缓解症状。其他的方法还有角膜层间烧灼术、角膜层间晶状体囊膜植入术等。

五、边缘性角膜变性

边缘性角膜变性又称 Terrien 边缘变性，是一种病因未明且与免疫性炎症有关的角膜变性。男女发病比为 3∶1，常于青年时期（20～30 岁）开始，进展缓慢，病程长。多为双眼，但可先后发病，病程进展也可不同。

（一）临床表现

一般无疼痛、畏光。视力缓慢逐渐下降。单眼或双眼对称性角膜边缘变薄扩张，以鼻上象限多见，部分患者下方角膜周边部亦变薄扩张，若干年后，变薄区在 3 点或 9 点汇合，形成全周边缘的角膜变薄扩张区，厚度可仅为正常的 1/4～1/2，最薄处仅残留上皮和膨出的后弹力层，有的因轻微创伤而穿孔，但自发穿孔少见。变薄区有浅层新生血管。进展边缘可有类脂质沉积。角膜周边部变薄扩张引起不规则近视散光，视力减退且无法矫正。

（二）治疗

药物无效，以手术为主。早期应验光配镜，以提高视力。角膜进行性变薄、有自发性穿破的危险者，可行板层角膜移植术。如果角膜小范围穿孔，仍可行部分或全板层角膜移植，穿孔范围较大且伴眼内容物脱出者，需行部分穿透性角膜移植。

第十节　眼眶蜂窝织炎

眼眶蜂窝织炎是一种相当严重的眼眶部急性化脓性炎症，常累及全眶内软组织，具有并发症多、危害性大的特点。如治疗不及时或不充分，则组织坏死溶解，形成脓肿。由于引起永久性视力丧失，并通过颅内蔓延或败血症危及生命，常被视为危症。

一、病史采集

1.过去史

（1）有无邻近病灶感染，如鼻旁窦炎（以筛窦为最）、上颌骨骨髓炎、眶骨膜炎、急性泪囊炎、面部丹毒、疖肿或口腔病灶等。

（2）有无眶、面部创伤或手术后感染史。

（3）有无急性传染病或败血症、菌血症病史。

2.现病史

(1)是否出现恶寒、高热、头痛、恶心、呕吐、呼吸衰竭、白细胞增加,甚或发生谵妄、昏迷、惊厥及脉搏缓慢等症状。

(2)是否眼睑红肿热痛,且压痛广泛,表面隐约可见扩张静脉血管网。球结膜是否高度水肿,甚至突出于睑裂之外。眼球向正前方突出,转动受限或完全固定不动。眼球突出是否造成角膜炎。眼底是否可见视网膜静脉曲张或血栓形成以及渗出性变化等,并可引起视神经炎和视神经萎缩,使视力受到严重障碍。

(3)炎症是否可自行消退,或是在近眶缘处皮肤面或穹隆部结膜出现脓点,破溃排脓后,症状可逐渐消退,但也可向颅内蔓延而引起海绵窦血栓形成,脑膜炎或脑脓肿而致命。

二、检查

1.影像学检查

由于眼眶蜂窝织炎多从鼻窦炎蔓延而来,X线片显示鼻窦密度增高。超声探查可见眶脂肪垫扩大,眼外肌轻度肿大和眼球外超声间隙;脓肿形成后球后出现不规则暗区或低回声区。CT对眶内及眶周结构的显示优于X线和超声检查,显示鼻窦黏膜肥厚和积液,筛骨纸板骨膜下脓肿多呈梭形高密度影;眶内软组织肿大和轻度密度增大,脓肿形成后呈局限不规则高密度块影。MRI显示眶内和鼻窦内炎症,T_1加权像为高信号。影像显示还可观察病变进展及治疗反应。

2.细菌培养

本病为细菌感染疾病,在脓液培养中常可见细菌有溶血性乙型链球菌和金黄色葡萄球菌,有时可发现类白喉杆菌、流感杆菌、大肠杆菌和厌氧菌等。

三、诊断

(一)诊断要点

眼眶蜂窝织炎属急性化脓性炎症,多发生于儿童。眼眶急性炎症引起毒血症,出现全身症状,如发热、恶寒、周身不适、食欲不振,嗜中性粒细胞增多等。

1.特征

起病急、来势较凶为本病特征,主要表现为显著疼痛和眶内软组织肿胀,眼睑皮肤高度红肿,眼球突出,眼球运动障碍甚至呈固视状态。球结膜高度水肿,常突出于睑裂之外,睑裂增大,眼睑不能闭合,视力严重受损。

2.病变后期

炎症可发展为眶内脓肿,经眶上缘或穹隆部破溃排出脓汁,此时眶内压力下降,症状缓解。

3.病变进展期

眼底可出现视神经盘水肿,视网膜动脉充盈,静脉迂曲、扩张及视网膜出血、渗出或水肿。

4.全身症状

除眼局部症状外,全身症状如发热头痛、恶心、呕吐及脑神经症状也很明显。少数严重病例,炎症向邻近组织扩散,透过眼球壁引起眼内炎症,向后蔓延至海绵窦或颅内,导致海绵窦血栓或化脓性脑膜炎而危及生命。

5.眼部有以下表现

(1)疼痛:眶区疼痛,压迫眼球或眼球转动时疼痛加重。

(2)水肿:眼睑红肿、发硬、血管扩张。球结膜高度水肿,突出于睑裂之外,表面干燥、结痂、嵌塞于睑裂,发生坏死。睑裂闭合不全引起暴露性角膜炎。

(3)眼球突出:常发生于患侧,偶可影响双眼,多为轴性中度突出,严重者可脱出于睑裂之外。

(4)眼球运动障碍:多为各方向运动不全,严重者眼球固定。

(5)眼底改变:视神经盘水肿、视网膜出血和静脉扩张。视神经侵犯常发生视力减退及视神经炎性萎缩。

(6)化脓性感染:感染还可向颅内蔓延形成脓毒性海绵窦栓塞和脑脓肿,出现全身症状如发热、恶寒、多形核白细胞增多、周身不适、食欲不振,甚至呕吐、昏迷、死亡。

(7)眶内炎症:经过急性浸润期,组织坏死,形成脓肿,出现皮下或结膜下波动性肿物,而后破溃,脓液排出,症状和体征缓解。

(二)鉴别诊断

眼眶蜂窝织炎应与血栓性海绵窦炎鉴别。

(1)前者常为一侧,后者两眼发病,并有眼肌运动障碍。

(2)前者在无颅内并发症时,一般无脑膜刺激症状,脊髓检查常正常;而后者常有脑膜刺激症状,脊髓液检查呈化脓性脑膜炎改变。

(3)后者伴有耳后乳突部水肿,前者不会。

(4)两病可相互并发,这可根据病史和疾病发展的先后判断。

四、治疗

1.药物治疗

大量应用抗生素,必要时配合激素疗法。

2.休息

卧床休息,补充水分,保持电解质平衡等。

3.局部热敷或超短波治疗

形成脓肿时,可切开排脓,在波动最明显处切开引流,但忌过早手术。同时对邻近原发性病灶应适当处理。

4.中医疗法

发病初期偏风盛者宜疏风解毒,方用荆防败毒散;热毒盛者宜清热解毒,方用内疏黄连汤或仙方活命饮;若体虚邪盛排脓不畅者宜扶正祛毒,方用托里消毒散。

第四章　耳部疾病

第一节　耳郭假性囊肿

耳郭假性囊肿指耳郭软骨夹层内的非化脓性浆液性囊肿。多发生于一侧耳郭的外侧前面上半部,内有浆液性渗出液,形成囊肿样隆起。本病又名耳郭浆液性软骨膜炎、耳郭非化脓性软骨膜炎、耳郭软骨间积液等。男性多于女性数十倍,多发于20~50岁的成年人。

一、病因

尚未明确,可能与外伤有关。耳郭可能受到某些机械刺激如硬枕压迫、无意触摸等,引起局部循环障碍。也有人认为是先天性发育不良,即胚胎第1、第2鳃弓的6个耳丘融合异常遗留潜在的组织腔隙,留下了发生耳郭假性囊肿的组织基础。

二、病理

显微镜下可见囊肿并非在软骨膜与软骨之间,而在软骨层之间,故从病理学观点认为,称之为软骨间积液更为恰当。

三、临床表现

囊性隆起多位于舟状窝、三角窝,偶可波及耳甲腔,但不侵及耳郭后面。患者常偶然发现耳郭前面上方局限性隆起,逐渐增大。小者可无任何症状,大的可有胀感、波动感、灼热感或痒感,常无痛感。肿胀范围清楚,皮肤色泽正常。透照时透光度良好,可与血肿区别。穿刺抽吸时,可抽出淡黄清液,培养无细菌生长。

四、治疗

1.理疗

早期可行紫外线照射或超短波等物理治疗,以制止渗液与促进吸收。也可用激光(YAG激光或 CO_2 激光)将囊壁打穿,放出液体,加压包扎。也有报道用蜡疗、磁疗、冷冻、射频等治疗。

2.囊腔内注射药物

可用平阳霉素、15%高渗盐水、50%葡萄糖或2%碘酊于抽液后注入囊腔,加压包扎,促使囊壁粘连、机化。

3.刺抽液、局部压迫法

在严格无菌条件下将囊液抽出,然后用石膏固定压迫局部或用两片圆形(直径约 1.5 cm)的磁铁置于囊肿部位的耳郭前后,用磁铁吸力压迫局部。

4.手术

经久不愈者可考虑手术。切除部分囊肿前壁,搔刮囊肿内肉芽及增厚组织,做无菌加压包扎。

第二节　急性化脓性中耳炎

急性化脓性中耳炎是指由于细菌直接侵入中耳引起的中耳黏膜及骨膜的急性感染性炎症改变。本病好发于婴幼儿及学龄前儿童。致病菌常见为乙型溶血性链球菌、肺炎链球菌和葡萄球菌等,由于抗生素广泛应用,溶血性链球菌感染比例下降,而金黄色溶血性葡萄球菌感染率增加,幼儿则以嗜血流感杆菌更为多见。

一、感染途径

1.咽鼓管途径

咽鼓管途径为最常见的急性化脓性中耳炎感染途径。

(1)急性上呼吸道感染时,如急性鼻炎、急性鼻咽炎等,炎症向咽鼓蔓延。咽鼓管咽口及管腔黏膜充血、肿胀、纤毛运动障碍,致病菌乘虚侵入中耳。

(2)急性传染病,如猩红热、麻疹、百日咳等,可通过咽鼓管途径并发本病。急性化脓性中耳炎亦可为上述传染病的局部表现。此型病变常深达骨质,引起严重的坏死性病变。

(3)在污水中游泳或跳水,不适当的咽鼓吹张、擤鼻或鼻腔治疗等,均可导致细菌循咽鼓管侵入中耳。

(4)婴幼儿基于其解剖生理特点,比成人更易经此途径引起中耳感染。婴幼儿的咽鼓管短、宽而平直,如哺乳位置不当,平卧吮奶,乳汁或呕吐物可经咽鼓管流入中耳。

2.外耳道鼓膜途径

鼓膜外伤、鼓膜穿刺、鼓膜置管时,致病菌可由外耳道直接侵入中耳。

3.血行感染

血行感染极少见。

二、病史采集

1.现病史

应注意询问患者是否有发热、呕吐、腹泻。有无耳痛、听力减退、传导性聋。有无耳流脓、充血、肿胀和膨隆。

2.过去史

应注意询问有无急性上呼吸道感染,有无鼻、鼻窦、腺样体、扁桃体炎症或急性传染病,如麻疹、猩红热等。

3.个人史

了解患儿有无喂奶姿势不当等,询问患者有无不清洁的水中游泳或跳水、不适当的擤鼻等病史。

三、体格检查

听力减退,呈传导性聋。耳流脓。鼓膜弥漫性充血、肿胀和膨隆。鼓膜穿孔,可见外耳道积脓及脓液自穿孔处呈搏动样流出。听力检查呈传导性聋。

四、辅助检查

一般诊断较易,可选择粪常规、尿常规、血液常规检查,穿刺液培养+药敏试验、电测听、一般摄片检查。有颅内并发症可做耳鼻咽喉的 CT 检查、颅脑的 MRI 检查。

五、鉴别诊断

1.外耳道炎、疖肿

外耳道炎、疖肿的主要表现为耳内疼痛、耳郭牵拉痛、外耳道口及耳道内肿胀,晚期局部成疖肿。

2.急性鼓膜炎

急性鼓膜炎大多并发于流感及耳带状疱疹,耳痛剧烈,无耳漏,听力下降不明显。检查见鼓膜充血,形成大疱。

六、临床表现

主要症状为耳痛、耳漏和听力减退,全身症状轻重不一,婴幼儿不能陈述病情,常表现为发热、哭闹不安、抓耳摇头,甚至出现呕吐、腹泻等胃肠道症状。因此,要详细检查鼓膜,以明确诊断。临床症状及检查所见随病理改变而不同,一般分为以下四期。

1.早期(卡他期)

鼓室黏膜充血水肿、血管扩张,腺体分泌增加,鼓室内有浆液性炎性渗出物。自觉耳堵塞感、轻度听力减退和轻微耳痛,一般无明显全身症状,或有低热。检查鼓膜松弛部充血、紧张部周边及锤骨柄可见放射状扩张的血管,此期为时不久,常被忽视,特别是小儿更不易觉察。

2.中期(化脓期)

炎症继续发展,鼓室黏膜充血肿胀加重,浆液性炎性渗出物转为黏脓性及脓性。症状随之加重,耳痛剧烈,呈扑动性跳痛或刺痛,可向同侧头部或牙齿放射。听力显著减退。全身症状亦明显,可有畏寒、发热、怠倦、食欲减退。小儿哭闹不安,体温可高达 40℃。惊厥,伴呕吐、腹泻等消化道症状。

检查:鼓膜弥漫性充血,伴肿胀,向外膨出,初见于后上部,后渐全部外凸。正常标志难以辨认。

血象:白细胞总数增多,中性粒细胞比例增加。

3.晚期(穿孔期)

鼓室积脓增加,鼓膜毛细血管受压,出现小静脉血栓性静脉炎,局部坏死溃破,致鼓膜穿孔,脓液由此外泄。由于脓液得以引流,局部症状和全身症状亦随之改善,耳痛减轻,体温下降。耳漏初为血水样,后为黏脓性或脓性。

检查:鼓膜穿孔前,局部先出现小黄点。穿孔开始一般甚小,不易看清,彻底清洁外耳道后,方可见到鼓膜穿孔处有闪烁搏动的亮点,有脓液自该处涌出。听力检查呈传导性耳聋。

急性传染病并发的急性化脓性中耳炎,病变可深达骨质,称急性坏死性中耳炎,表现为脓臭、鼓膜大穿孔。

4.恢复期

鼓膜穿孔引流通畅后,炎症逐渐消退,鼓室黏膜恢复正常,耳流脓逐渐消失,小的穿孔可自行修复。

检查:可见鼓膜紧张部小穿孔,外耳道内有脓性分泌物或干燥。

七、治疗

治疗原则为控制感染、通畅引流及病因治疗。

(一)全身治疗

(1)及早应用足量抗生素或磺胺类药物控制感染,直至症状消退后 5～7 日停药,务求彻底治愈。一般可用青霉素、磺胺异恶唑、头孢菌素类药物等。鼓膜穿孔后取脓液做细菌培养及药敏试验,可参照其结果改用适宜的抗生素。

(2)1％麻黄素液或呋喃西林麻黄素液、氯霉素麻黄素液滴鼻,减轻咽鼓管咽口肿胀,以利引流。

(3)理疗,如红外线、超短波等,有助于消炎止痛。

(4)全身支持疗法,注意休息,调节饮食。

(二)局部治疗

1.鼓膜穿孔前

(1)1％～3％酚甘油滴耳,可消炎止痛。鼓膜穿孔的应立即停药,因该药遇脓液后释放出石炭酸,可腐蚀鼓室黏膜及鼓膜。

(2)鼓膜切开术:如全身局部症状较重,鼓膜明显膨出,经一般治疗后无明显减轻;或穿孔太小,引流不畅;或可能有并发症,但非需即行乳突手术时,应在无菌操作下行鼓膜切开术,以利通畅引流。

(3)乳突单纯凿开术:自抗生素广泛应用于临床以来,需行乳突手术者已极少见,但并发融合性乳突炎或有并发症发生趋势或已发生者,应尽早行乳突凿开术,清除乳突病变气房,尽量不干扰听骨链,以保存听力。

2.鼓膜穿孔后

(1)先以 3％过氧化氢(双氧水)清洗,并拭净外耳道脓液,以便药物进入中耳发挥作用。

（2）局部用药以抗生素水溶液为主，每日 3～4 次。恢复期可选用 4％硼酸甘油、2.5％～5％氯霉素甘油等滴耳，便于消肿、干耳。

（3）感染完全控制后，鼓膜穿孔长期不愈合者，可行鼓膜修补术。

（三）病因治疗

积极治疗鼻部及咽部慢性疾病，如腺样体肥大、慢性鼻窦炎、慢性扁桃体炎等。

八、注意事项

本病常见，诊断及治愈率高，及早彻底治疗是防止迁延成慢性化脓性中耳炎或产生颅内、外并发症的关键，故应予足够重视。

（1）锻炼身体，提高身体素质，积极预防和治疗上呼吸道感染。

（2）广泛开展各种传染病的预防接种工作。

（3）陈旧性鼓膜穿孔或鼓室置管者禁止游泳。

第三节　慢性化脓性中耳炎

慢性化脓性中耳炎是中耳黏膜、骨膜或深达骨质的慢性化脓性炎症，常与慢性乳突炎合并存在。本病极为常见，临床上以耳内反复流脓、鼓膜穿孔及听力减退为特点。可引起严重的颅内、外并发症而危及生命。

一、病因

多因急性化脓性中耳炎延误治疗或治疗不当、迁延为慢性；或为急性坏死型中耳炎的直接延续。鼻、咽部存在慢性病灶亦为一重要原因。一般在急性炎症开始后 6～8 周，中耳炎症仍然存在，统称为慢性。

常见致病菌多为变形杆菌、金黄色葡萄球菌、绿脓杆菌，以革兰阴性杆菌较多，无芽孢厌氧的感染或混合感染亦逐渐受到重视。

二、病史采集

1.现病史

应注意询问患者是否有耳流脓及听力下降。有无剧烈头痛、发热、寒战、耳痛、流脓突然减少、眩晕、恶心、呕吐、面瘫或乳突区压痛等症状。

2.过去史

应注意询问有无急性化脓性中耳炎史。有无急、慢性中耳炎，大疱性鼓膜炎，急性乳突炎及外耳道炎症。有无外伤史。有无应用耳毒性药物史。

3.个人史

有无先天性耳部疾病。

三、体格检查

注意检查耳部分泌物的性质,同时进行听力检查。

四、辅助检查

一般依乳突摄片检查即可协助诊断,术前检查可选择穿刺液培养和药敏试验、尿常规检查、血液常规检查、电测听、耳鼻咽喉的 CT 检查。疑有颅内并发症者可加针对颅脑的 MR 检查。

五、诊断

(一)诊断要点

1.非危险型(单纯型)

(1)耳流脓为间断性,其发作与上呼吸道感染或耳内误进水有关。

(2)听力减退,程度可有不同。

(3)多无耳痛,急性发作时可有胀闷不适,可有耳鸣。

(4)检查可见分泌物为黏液脓性,脓量于急性发作期增多,脓液无臭味。

(5)鼓膜穿孔位于紧张部,穿孔大小及形状可不同,如呈中心性小穿孔、肾行穿孔或大穿孔,但鼓膜均有残留边缘,鼓环无破坏,经穿孔可见鼓室黏膜光滑。

(6)乳突 X 线片呈硬化型,无骨质破坏。

2.危险型

危险型包括骨疡型及胆脂瘤型,或两种病变同时存在。

(1)耳流脓为持续性。

(2)听力减退,原发性获得性胆脂瘤患者多继发于鼓膜内陷,由咽鼓管功能不良致成,或有分泌性中耳炎史,因此病史中听力减退可发生于耳流脓前数年。

(3)一般无耳痛、头痛、眩晕症状。

(4)检查耳内分泌物常为脓性,稠厚、有臭味,合并胆脂瘤时,可有胆脂瘤上皮拭出。

(5)鼓膜穿孔,骨疡型者多表现鼓膜大穿孔,破坏重,常波及鼓环,鼓岬黏膜红肿、肉芽组织增生,或形成息肉堵塞外耳道;胆脂瘤型者穿孔多位于鼓膜松弛部或后上边缘性穿孔,穿孔内有胆脂瘤上皮积存,上鼓室外侧壁盾板处可有破坏,或骨部耳道后上壁塌陷,或骨壁穿破形成空洞。

(6)乳突 X 线片或 CT 扫描,可显示上鼓室鼓窦扩大,或乳突内可见骨质破坏密度减低区,胆脂瘤型者可见边缘清楚的透光区,并应注意周围骨壁如脑板、乙状窦板及耳道后壁等骨壁完整性。

(二)鉴别诊断

诊断本病应注意与中耳癌、中耳结核、外耳道胆脂瘤及外耳道乳头状瘤相鉴别。

六、病理及临床表现

(一)单纯型

单纯型化脓性中耳炎最为常见,多由反复发作的上呼吸道感染时,致病菌经咽鼓管侵入鼓室所致,又称咽鼓管室型。炎性病变主要位于鼓室黏膜层,鼓室黏膜充血、增厚,圆形细胞浸润,杯状细胞及腺体分泌活跃。临床特点为耳流脓,多为间歇性,呈黏液性或黏液脓性,一般不臭。量多少不等,上呼吸道感染时,脓量增多。鼓膜穿孔多为紧张部中央性,大小不一,但穿孔周围均有残余鼓膜。鼓室黏膜粉红色或苍白,可轻度增厚。耳聋为传导性,一般不重。乳突 X 线片常为硬化型,而无骨质缺损破坏。

（二）骨疡型

骨疡型又称坏死型或肉芽型,多由急性坏死型中耳炎迁延而来。组织破坏较广泛,病变深达骨质,听小骨、鼓窦周围组织可发生坏死;黏膜上皮破坏后,局部有肉芽组织或息肉形成。此型耳流脓多为持续性,脓性间有血丝,常有臭味。鼓膜紧张部大穿孔可累及鼓环或边缘性穿孔。鼓室内有肉芽或息肉,并可经穿孔突出于外耳道,传导性聋较重。乳突 X 线片为硬化型或板障型,伴有骨质缺损破坏。

（三）胆脂瘤型

胆脂瘤非真性肿瘤,而为位于中耳、乳突腔内的囊性结构。囊的内壁为复层鳞状上皮,囊内充满脱落上皮、角化物质及胆固醇结晶;囊外侧以一层厚薄不一的纤维组织与其邻近的骨壁或组织紧密相连。由于囊内含有胆固醇结晶,故称胆脂瘤。

胆脂瘤形成的确切机制尚不清楚,主要学说如下。

1.上皮移入学说

外耳道及鼓膜的上皮沿松弛部或紧张部边缘性穿孔处的骨面向鼓室、鼓窦移行生长,其上皮及角化物质脱落于鼓室及鼓窦内,逐渐聚积成团、增大,引起周围骨质吸收破坏,形成胆脂瘤,此称为后天性继发性胆脂瘤。

2.袋状内陷学说

由于咽鼓管长期阻塞,鼓室内产生负压,鼓膜松弛部内陷形成小袋陷入鼓室内,袋内上皮反复脱落,堆积扩大,周围骨质遭到破坏,形成胆脂瘤。因此胆脂瘤在形成前可不经化脓性中耳炎阶段,故称后天性原发性胆脂瘤。

胆脂瘤因其对周围骨制裁的直接压迫,或由于其基质及基质下方的炎性肉芽组织产生的多种酶(如溶酶体酶、胶原酶等)和前列腺素等化学物质的作用,致使周围骨质脱钙,骨壁破坏,炎症由此处向周围扩散,可导致一系列颅内、外并发症。

临床特点:耳长期持续流脓,有特殊恶臭,鼓膜松弛部或紧张部后上方有边缘性穿孔。从穿孔处可见鼓室内有灰白色鳞屑状或豆渣样物质,奇臭。一般有较重传导性聋,如病变波及耳蜗,耳聋呈混合性。乳突 X 线摄片示上鼓室、鼓窦或乳突有骨质破坏区,边缘多浓密、整齐。

七、治疗

治疗原则为消除病因,控制感染,通畅引流,彻底清除病灶,防治并发症,重建听力。

（一）病因治疗

积极治疗上呼吸道病灶性疾病,如慢性鼻窦炎、慢性扁桃体炎。

（二）局部治疗

局部治疗包括药物治疗和手术治疗。根据不同类型采用不同方法。

1.单纯型

单纯型以局部用药为主。流脓停止、耳内完全干燥后穿孔或可自愈,穿孔不愈者可行鼓膜修补术或鼓室成形术。

(1)局部用药:①抗生素水溶液或抗生素与类固醇激素类药物混合液,如 0.25%氯霉素液、氯霉素可的松液、3%林可霉素液、1%小檗碱液等,用于鼓室黏膜充血、水肿,有脓液或黏脓时。②酒精或甘油制剂,如 4%硼酸酒精、4%硼酸甘油、2.5%~5%氯霉素甘油等,适用于黏膜炎症逐渐消退,脓液极少,中耳黏膜水肿、潮湿者。③粉剂,如硼酸粉、氯霉素硼酸粉等,仅用于穿孔大、脓液极少时,有助于干耳。

(2)局部用药注意事项:①用药前先清洗外耳道及中耳腔内脓液,可用 3%过氧化氢或硼酸水清洗,后用棉花签拭净或以吸引器吸尽脓液,方可滴药。②抗生素滴耳剂宜参照中耳脓液的细菌培养及药物敏感试验结果,选择适当药物。氨基糖甙类抗生素用于中耳局部可引起内耳中毒,应慎用或尽量少用。③粉剂宜少用,粉剂应颗粒细、易溶解,一次用量不宜多,鼓室内撒入薄薄一层即可。穿孔小、脓液多者忌用,因粉剂可堵塞穿孔,妨碍引流。

滴耳法:患者取坐位或卧位,患耳朝上。将耳郭向后上方轻轻牵拉,向外耳道内滴入 3~4 滴药液。然后用手指轻按耳屏数次,促使药液经鼓膜穿孔流入中耳。数分钟后方可变换体位。注意滴耳药液应尽可能与体温接近,以免引起眩晕。

(3)为改善听力,可行鼓膜修补术或鼓室成形术,但宜在中耳腔炎症消退、停止流脓 2~3 个月、咽鼓管通畅者施行。对较小穿孔可在门诊行烧灼法。用 50%三氯醋酸烧灼穿孔边缘,再贴一层薄层覆盖物(如酚甘油薄棉片、硅胶膜等)起桥梁作用,促使新生鼓膜上皮沿覆盖物生长愈合。

2.骨疡型

(1)引流通畅者,以局部用药为主,但应注意定期复查。

(2)中耳肉芽可用 10%~20%硝酸银烧灼或刮匙刮除,中耳息肉可用圈套器摘除。

(3)引流不畅或疑有并发症者,根据病变范围,行改良乳突根治术或乳突根治术,并酌情同时行鼓室成形术以重建听力。

3.胆脂瘤型

胆脂瘤型应及早施行改良乳突根治术或乳突根治术,彻底清除病变,预防并发症,并酌情行鼓室成形术以提高听力。

(1)乳突根治术:乳突根治术是根除乳突、鼓窦和鼓室内病变,将三者与外耳道相通,形成一个覆盖上皮的空腔。手术目的是彻底清除乳突、鼓窦、鼓室和咽鼓管鼓口病变组织,停止流脓,获得干耳,防治颅内、外并发症。适用于骨疡型、胆脂瘤型中耳炎,合并各种耳源性并发症者。经典的乳突根治术可使听力遭到一定程度的损害,一般听力可下降 50~60 dB(HL)。随着耳显微外科及鼓室成形术的迅速发展,近年在清除中耳乳突病变的同时,尽量保留与传音功能有关的中耳结构,采用各种术式重建听力。

(2)手术要点:局麻或全麻。常用耳内切口,然后分离软组织,暴露乳突骨皮质及外耳道后、上壁。进入鼓窦的常用进路有两种。一种是自外耳道上棘后上方三角区(筛区)磨(凿)开外层骨质,进入鼓窦;另一是自上鼓室进路,磨(凿)除上鼓室外侧骨壁,开放上鼓室,再经鼓窦入口进入鼓窦。然后除去乳突气房,彻底清除乳突病变组织。断骨桥,削低外耳道后骨壁及面神经嵴,去除鼓窦与鼓室的病变,但应保留镫骨,最后修薄外耳道后壁皮片,贴覆于乳突腔后下壁,填入碘仿纱条,缝合切口。

(3)改良乳突根治术:改良乳突根治术是在清除乳突腔、鼓窦入口及上鼓室病变的前提下,不损伤或少损伤鼓室内结构,从而保持或增进患者听力。适用于胆脂瘤局限于上鼓室、鼓窦、鼓膜松弛部或后上方边缘性穿孔,而鼓膜紧张部完好、听力尚好、无并发症者。

(4)鼓室成形术:鼓室成形术是根治中耳病灶和重建鼓室传音结构的手术。目的是清除病灶,并修复鼓膜及重建听骨链,以提高听力。一般分为五型,Ⅰ型:即鼓膜修补术。Ⅱ型:适用于上鼓室乳突病变、听骨链轻度病变。清除病变,重建听骨链。Ⅲ型:适用于听骨链病变严重,镫骨完整者。修复鼓膜与镫骨连接。Ⅳ型:适用于镫骨缺损,两窗仍活动者。建成包括蜗窗及咽鼓管口的小鼓室。Ⅴ型:镫骨底板固定者。一期先修复鼓膜,二期行镫骨手术或半规管开窗术。

近年,不少学者又提出各种分类法,除鼓膜成形术外,鼓室成形术可归成五类:鼓膜成形听骨链重建术、联合进路鼓室成形术(闭合技术)、改良乳突根治加鼓室成形Ⅲ型(开放技术)、分期鼓室成形和内耳开窗术。

八、注意事项

本病常见,多因急性化脓性中耳炎延误治疗或治疗不当迁延而成,故积极彻底治疗急性化脓性中耳炎是预防本病的关键。本病诊断须分清临床分型,胆脂瘤型应尽早施行乳突手术,预防并发症。

第四节　急性乳突炎

急性乳突炎是继发于急性化脓性中耳炎的乳突气房急性化脓性炎症,多发生于乳突气化者。儿童及成人均可发病,但好发于儿童,致病菌可为乙型溶血性链球菌、金黄色溶血性葡萄球菌、流感嗜血杆菌、绿脓杆菌以及其他革兰阴性杆菌。

一、病因及病理

急性化脓性中耳炎爆发时,若机体抵抗力减弱,致病菌毒力强或治疗处理不当,中耳炎症继续发展,鼓窦入口被肿胀黏膜堵塞,乳突内脓液引流不畅,气房黏膜坏死脱落,骨壁脱钙坏死,气房融合形成脓腔,称融合性乳突炎。由溶血性链球菌或流感嗜血杆菌引起者,气房内充满血性渗出物,称出血性乳突炎。若乳突气化不良,则表现为乳突骨髓炎;急性化脓性中耳炎治疗不彻底,虽全身及局部症状不明显,而乳突内炎性病变仍在进行,称隐蔽性乳突炎。若乳突炎症未得到控制,破坏乳突邻近骨壁,可引起颅内、外并发症。自抗生素广泛应用以来,急性乳突炎及其并发症的发生已大为减少。

二、病史采集

应注意询问患者是否有耳痛、头痛、体温升高、全身中毒症状、精神食欲不振等。有无乳突部肿胀、压痛。有无骨性外耳道红肿、塌陷。有无鼓膜充血、肿胀、膨隆。

三、体格检查

(1)耳后鼓窦区压痛明显,感染到达皮质可出现乳突部软组织肿胀,皮肤水肿,耳郭向前下外侧移位。

(2)耳镜检查可见外耳道骨部后上壁下塌,此为急性乳突炎的重要指征。

(3)鼓膜充血、肥厚、后上部膨隆,可见穿孔,多较小,但可由于外耳道后上壁及鼓膜后上部肿胀膨隆而影响鼓膜穿孔观察,耳道内常有多量黏脓或脓性分泌物,且有搏动。

(4)听力检查呈传导性耳聋。

四、辅助检查

一般可检查血象、乳突相或加脓液细菌培养＋药敏试验,需行乳突凿开术者可选择血培养＋药敏试验、电测听心电图、尿常规检查、穿刺液培养＋药敏试验、一般摄片检查。疑颅内并发症可选择颅脑的 CT 检查、颅脑的 MRI 检查。

五、诊断

(1)急性化脓性中耳炎的各项症状在恢复期中未持续消减,反而加重。

(2)乳突部肿胀、压痛。

(3)骨性外耳道上壁红肿、塌陷。

(4)鼓膜充血、肿胀、膨隆。穿孔小或脓液黏稠,引流不畅。

(5)乳突相示乳突气房模糊,或骨质破坏。

(6)电测听传导性聋。

(7)血象白细胞增多,多形核白细胞增加。

六、临床表现

乳突部皮肤轻度肿胀、潮红,鼓窦外侧壁及乳突尖明显压痛,骨性外耳道后上壁红肿、塌陷。乳突 X 线片见气房模糊,脓腔形成后房隔不清,融合为一透亮区。

七、治疗

早期,全身及局部治疗基本同急性化脓性中耳炎。尤需注意及早应用大剂量抗生素或磺胺类药物,改善局部引流,炎症可能得到控制而逐渐痊愈。若脓液引流不畅,炎症未能控制或出现可疑并发症时,应立即行单纯乳突切开术。

单纯乳突切开术是在完整保留外耳道壁的情况下,清除乳突腔内全部气房的病变组织,不触动鼓室结构,保持原有听力的手术。手术目的是清除乳突内气房、鼓窦及鼓窦入口的化脓性病变,建立乳突、鼓窦及中耳的良好引流,促使中耳及乳突炎症消退,防止并发症的发生。适用于急性融合性乳突炎、隐蔽性乳突炎、已出现并发症或有并发症可疑者。

手术要点:局麻或全麻。耳后切口,暴露乳突骨皮质,于颞线下外耳道上棘后上方三角区磨(凿)除骨壁进入鼓窦,依次追踪乳突气房,彻底清除乳突病变组织,使乳突术腔"轮廓化"或"骨骼化",注意勿损伤听骨及鼓室腔,碘仿纱布一端置于鼓窦底部,一端露于切口下端,缝合切口上端,根据渗液情况 3～5 日抽出纱条。

八、注意事项

本病多由急性化脓性中耳炎发展而来,及早使用足量有效抗生素是治疗及预防本病的关键,若保守治疗 2～3 日炎症未能控制,乳突骨质有破坏,可能发生其他并发症时应立即行单纯乳突凿开术。

第五节 传导性耳聋

经空气径路传导的声波,受到外耳道、中耳病变的阻碍,到达内耳的声波减弱,致使不同程度听力减退者称为传导性耳聋。

一、病史采集

1.现病史

应注意询问患者是否有耳痛、耳鸣。是否有耳流脓及听力下降。有无剧烈头痛、发热、寒战、耳痛、眩晕、恶心、呕吐等症状。

2.过去史

应注意询问有无急、慢性中耳炎,大疱性鼓膜炎,急性乳突炎及外耳道炎症。有无外伤史。有无外耳道异物、耵聍栓塞、肿瘤、胆脂瘤等。

3.个人史

有无先天性外耳道闭锁,听骨链畸形,鼓膜缺失,前庭窗、蜗窗发育不全等。

二、体格检查

注意先天性外耳和中耳畸形的检查,检查耳部有无分泌物等。

三、辅助检查

1.常规听力学检查

如电测听、声阻抗等,常可帮助诊断。

2.特殊检查

有时需特殊检查,如听性诱发电位、耳窥镜及颞骨影像学检查等。

四、诊断

（一）诊断要点

传导性聋病因较明确,诊断不难。

（二）鉴别诊断

应与急、慢性化脓性中耳炎,急、慢性分泌性中耳炎,粘连性中耳炎,大疱性鼓膜炎,急性乳突炎及外耳道炎症,疖肿使外耳道狭窄甚至闭塞影响鼓膜运动者相鉴别。注意与外耳道异物、耵聍栓塞、肿瘤、胆脂瘤、镫骨性耳硬化症等相鉴别。

五、治疗

1.鼓膜修补术

鼓膜修补术与各型鼓室成形术仍是目前主要的治疗方法。

2.助听器

选配适宜的助听器对于增强传导性聋患者的社交能力亦有帮助。

3.手术矫治

通过手术矫治因镫骨固定而造成的传音障碍,以恢复或改善听力。

六、注意事项

传导性聋多由中耳炎引起,应以积极预防和治疗中耳炎为主。

第六节 先天性耳聋

先天性耳聋是指出生即存在的耳聋,可分为遗传性和非遗传性两大类,可累及一侧耳或两侧耳,所谓先天性耳聋只说明疾病发生的时间,先天聋又可分为传导性、感音神经性和混合性三类。

先天遗传性耳聋是由于染色体或基因携带致聋因子于受精卵中所致,其遗传方式可分为显性遗传、隐性遗传或伴性遗传三种。可表现为外耳、中耳、内耳发育畸形。先天非遗传性（获得性）耳聋为受母体或外界因素影响,在宫内胚胎发育期或围生期致聋者,常见如母妊娠期病毒感染、应用耳毒性药物及发育未成熟儿、宫内或新生儿缺氧,分娩时新生儿头颅外伤等形成。

胚胎第3周至第9周最易致畸形,可由于发育障碍、发育中断或已发育完成或正在发育中的听器退行性变引起。由内耳发育畸形所致的先天感音聋有四种基本病理类型。

1.MicheL型

此型最重,内耳完全性发育缺陷,甚至伴听神经缺如,可伴其他畸形,智力低下等,多见于母体妊娠期致聋。

2.Mondini 型

耳蜗平坦仅有底回,也可无耳蜗或仅为一未分化囊泡,前庭器和听神经及中耳可有发育障碍,常见于 KlippeL 综合征。

3.Scheibe 型(膜迷路畸形型)

Scheibe 型仅圆囊及蜗管发育障碍,骨迷路、椭圆囊及半规管发育正常,为最常见的一型,多为染色体隐性遗传。

4.Alexander 型

Alexander 型蜗管发育不良,底回螺旋器及邻近螺旋神经节细胞最多受累,致高频听力损失。

一、病史采集

1.现病史

应注意询问患者是否有耳痛、耳鸣。是否有耳流脓及听力下降。有无剧烈头痛、发热、寒战、耳痛、眩晕、恶心、呕吐等症状。

2.过去史

应注意询问有无急、慢性中耳炎,大疱性鼓膜炎,急性乳突炎及外耳道炎症。有无外伤史。

3.个人史

有无先天性外耳道闭锁,听骨链畸形,鼓膜缺失,前庭窗、蜗窗发育不全等。

二、体格检查

耳科及全身检查确定有无畸形或智力发育障碍。听力学检查可根据患儿年龄及设备条件选择适当测试方法,如脑干电反应测听或耳声发射。

三、辅助检查

CT 扫描可确定有无内耳耳蜗及前庭或内听道畸形。亦可发现外耳道有无骨性闭锁或中耳畸形。

四、诊断

1.病史

详细询问病史,以确定耳聋发生的时间是否为先天性,根据正常婴儿听力言语发育规律提示家长进行回忆,以提供诊断线索,如正常新生儿应对声响引起惊跳反射,4 个月以后应能注意及寻找声源,9~12 个月开始咿呀学语等。

2.病因

(1)胎儿期因素:①家族或直系亲属中有耳聋患者,特别是儿童期即发现耳聋者。②父母近亲婚配。③母体妊娠期有病毒感染史。④母体妊娠期应用耳毒性药物史。⑤母患代谢病或内分泌病。

(2)新生儿期因素:①颅面结构异常或畸形。②血胆红素超过 34 μmol/L。③出生体重低于 1 500 g。④出生后 5 min Apgar 评分低于 5 分。⑤NICU 监护史。

五、治疗

(1)先天聋儿应做到早期发现、早期诊断,听力高危儿应于生后 3 个月内进行听力筛选,可疑阳性者 6 个月时复查,必要时进一步做详细听力评估。

(2)聋儿无论年龄大小,一旦被发现确诊,有残余听力者应尽早佩戴助听器,进行听力言语康复训练,4 岁以前是言语发育的重要阶段,因此,婴儿早期开始使用助听器对言语发育非常关键。

(3)对无内耳发育障碍、鼓岬电刺激有反应者,可作为人工耳蜗植入的候选者。

(4)对遗传性传导性耳聋患儿,多可通过手术进行治疗,以提高听力。

六、注意事项

先天感音神经性聋病变为不可逆性,无有效药物或手术矫治方法,关键在于对聋儿的早期发现、早期诊断和早期听力言语康复。

第七节 老年性聋

随年龄增长,听觉系统出现生物性老化,因而致听力减退称为老年性聋。此过程出现在 40 岁以后,但多数在 60 岁以后才开始有症状,组织学改变以耳蜗损害为主,表现为毛细胞、血管纹、支持结构及螺旋神经节细胞的退变,但也可由中耳结构的退行性变和(或)听觉中枢神经的退行性变引起。老年性聋分四型,即以毛细胞病变为主的感觉型、以神经通路及蜗神经元损害为主的神经型、以血管纹萎缩为主的代谢型和基底膜等支持结构僵硬的机械型。中枢听觉通路、中耳听骨、关节、肌肉、韧带以至内听道骨质也可产生改变影响老年聋的产生。某些因素,如长期噪声暴露、全身因素、个体差异也影响老年性聋的发生和发展。

一、病史采集

1.现病史

应注意询问患者是否有耳痛、耳鸣。是否有耳流脓。有无剧烈头痛、发热、寒战、眩晕、恶心、呕吐等症状。

2.过去史

应注意询问有无急、慢性中耳炎,大疱性鼓膜炎,急性乳突炎及外耳道炎症。有无外伤史。有无应用耳毒性药物史。

3.个人史

有无先天性耳聋,外耳道闭锁,听骨链畸形,鼓膜缺失,前庭窗、蜗窗发育不全等。

二、体格检查

听觉动态范围缩窄,表现有对小声听不到,但过强又不能耐受,且虽闻其声,不解其意,在嘈杂环境中更明显。部分患者,言语识别率可较纯音听力下降更为明显。

三、辅助检查

听功能测试中,听力曲线多呈高频下降型,也可呈平坦型,并有重振、听觉动态范围缩窄、异常音衰或言语识别率下降表现。

四、诊断

(一)诊断要点

(1)年龄是诊断老年性聋的重要依据,症状多起始于 60 岁以后老年期,也可于老年前期开始,多为双侧性,进展缓慢。也可两耳先后听力下降或一侧较重。

(2)多数患者有耳鸣。

(3)由于听觉动态范围缩窄,表现为对小声听不到,但过强又不能耐受,且虽闻其声,不解其意,在嘈杂环境中更明显。部分患者可表现为言语识别率较纯音听力下降更为明显,并往往是患者就诊时叙述的主要症状之一。

(二)鉴别诊断

应与其他病因导致的感音神经性聋,如噪声性聋、药物中毒性耳聋、耳硬化症、梅尼埃病、听神经瘤、高脂血症、糖尿病等相鉴别。

五、治疗

(1)由于本病是生物性老化过程,故缺乏有效治疗,应注意预防延缓衰老,避免或减少噪声暴露,注意防治心脑血管疾患、糖尿病等,提高全身健康水平。

(2)耳鸣重、病情进展较快者,可配合应用改善内耳微循环、营养神经、促进细胞代谢类药物。

(3)根据听力情况选配助听器。

第五章　鼻部疾病

第一节　鼻息肉

鼻息肉是常见疾病,多见于成年人,好发于中鼻甲游离缘、筛窦、筛泡、筛骨钩突、半月裂孔及上颌窦口等处,是中鼻道、鼻窦黏膜由于水肿而突出的炎性组织,是多种机制导致的慢性炎性过程的终末产物。由于体积逐渐增大和重力,息肉常脱垂于总鼻道内。

一、病因

由鼻部黏膜长期水肿所致,是多种因素共同作用的结果,以变态反应和慢性炎症为主要原因。

二、病理

开始为局部黏膜水肿、半透明隆起、无蒂,此时称息肉样变性。病变继续发展,因水肿组织的重力作用,逐渐下垂而形成有蒂的息肉。鼻息肉可分为水肿型(黏液型)、血管型(出血型)、纤维型、囊肿型等数种,一般常见者为水肿型或混合出现。

三、病史采集

1.现病史

主要以持续性鼻塞为主,并随息肉体积增大而加重,鼻腔分泌物增多,时有喷嚏,多伴有嗅觉减退或消失,鼻塞重者说话呈闭塞性鼻音,睡眠打鼾,若息肉阻塞咽鼓管口,可引起耳鸣和听力减退,阻塞鼻窦引流可引起鼻窦炎,患者鼻背、额部及面部胀痛不适。

2.过去史

既往有无支气管哮喘、阿司匹林耐受不良、变态性真菌性鼻窦炎及囊性纤维化病史。

四、体格检查

主要是观察鼻腔内变化。巨大鼻息肉可引起外鼻变形,鼻背增宽、双眼分离过远、鼻侧向两旁扩展,形成"蛙鼻",鼻腔内可见稀薄浆液性或黏稠、脓性分泌物。

五、辅助检查

行鼻内镜和后鼻镜检查,以明确息肉的部位和范围。X线、CT扫描显示鼻腔软组织影像,同时,受累鼻窦密度增高。

六、诊断

(一)诊断要点

(1)持续性鼻塞,嗅觉减退。影响鼻窦引流时,可引起鼻窦炎。向后阻塞咽鼓口,则可出现耳鸣和听力减退。

(2)检查见鼻腔内有一个或多个表面光滑、灰色、半透明肿物,如荔枝肉状,触之柔软、可移动。一般不易出血,但亦可见表面充血。触之易出血者,称出血性息肉。

(3)鼻内镜和后鼻镜检查以明确息肉的部位和范围。

(4)X线、CT扫描显示鼻腔软组织影像,同时受累各鼻窦密度增高。

(二)鉴别诊断

对新生儿或幼儿的单侧鼻内新生物,应首先考虑脑膜-脑膨出等先天性疾病,不可擅自取活检。对成年人鼻腔息肉,应注意与下列疾病鉴别。

1.鼻腔内翻性乳头状瘤

鼻腔内翻性乳头状瘤多发生于一侧鼻腔,手术时易出血,有术后复发及恶变倾向。病理检查可明确诊断。外形如多发性息肉,表面粗糙,色灰白或淡红。病理组织学上特点是上皮向基底方向呈内翻性生长。手术时易出血,术后易复发,并可恶变。

2.鼻咽纤维血管瘤

纤维血管瘤基底广,多在鼻腔后段及鼻咽部,偏于一侧,不能移动。表面可见血管,色灰白或淡红,触之较硬,易出血,有鼻塞、鼻出血史,多见于男性青少年。

3.鼻腔恶性肿瘤

凡单侧进行性鼻塞,反复少量鼻出血或有血性脓涕且臭、面部麻木、剧烈偏头痛、一侧鼻腔内有新生物等临床表现时,必须施行活检,明确诊断。

4.脑膜-脑膨出

脑膜-脑膨出系部分脑膜和脑组织通过筛板的先天缺损处向鼻腔内突出,可发生于新生儿或幼儿。表面光滑,触之柔软,有弹性,不能移动,为单一肿物,无蒂。肿块多位于鼻腔顶部、嗅裂或鼻中隔的后上部。本病少见,如有可疑,应做鼻腔、鼻窦及受累部分颅内结构的CT扫描,以明确病变的范围。

5.鼻中隔黏膜肥厚或中鼻甲肥大

鼻中隔黏膜肥厚或中鼻甲肥大呈息肉样变者均可能被误诊为鼻息肉。前者表面颜色较红,基底较宽而不易活动,触诊时较硬。

6.注意与并发症的鉴别

(1)支气管哮喘:大量临床资料表明,鼻息肉患者中20%～30%并有哮喘或哮喘病史。早年曾认为与鼻肺反射有关,近年来,则认为二者均系呼吸黏膜嗜酸性粒细胞增多性炎性反应,推测鼻息肉组织产生的IL-5及其他细胞因子作用所致。如此类患者再有阿司匹林耐受不良,则为阿司匹林耐受不良三联征。

(2)鼻窦炎和增生性鼻窦病:中鼻道与鼻窦黏膜连续或因窦口阻塞,易有鼻窦炎的发生。窦黏膜水肿增厚,如继发感染,可有化脓性炎症。而增生性鼻窦病主要表现为窦黏膜有较多嗜酸性粒细胞、浆细胞浸润和伴有腺体增生。

(3)分泌性中耳炎:当息肉体积增大或并发鼻窦炎时,通过对咽鼓管咽口压迫或炎性刺激,可导致咽鼓管功能障碍,发生分泌性中耳炎。

七、临床表现

以进行性鼻塞为主,随息肉缓慢增大,逐渐成为持续性鼻塞。常伴有鼻窦炎,导致鼻涕增多。可有嗅觉障碍及头痛等症状。可单发或多发,单侧或双侧,多数为多发性及双侧性。息肉生长过大时,外鼻可发生畸形,鼻梁变宽而膨大形成"蛙鼻"。悬垂于后鼻孔的单发性息肉,称后鼻孔息肉。

前鼻镜检查可见鼻腔内有一个或多个表面光滑呈灰白色或淡红色、半透明的新生物,如新鲜荔枝状或去皮葡萄状或呈储水橡皮袋状。触诊时柔软,可移动,不易出血,不感疼痛,根据上述典型发现,诊断较易。后鼻孔息肉有时通过前鼻孔不易看到,检查时须先将鼻黏膜加以收缩,并行后鼻镜检查。鼻内窥镜检查及鼻窦X线片,可明确病变的部位和范围。

八、治疗

主要为手术切除,并给予病因治疗。对反复复发者可考虑行筛窦开放或根治术。术后可给予抗组织胺及肾上腺皮质激素类药物以防复发。

1.糖皮质激素疗法

(1)初发较小的息肉,皮质类固醇息肉内注射,可使息肉缩小,以糖皮质激素类气雾剂如氟替卡松、雷诺考特、伯克纳等鼻内喷雾,可阻止息肉生长甚至消失。息肉较大者,可口服泼尼松30 mg/d,共7日,每天递减5 mg,再用糖皮质激素喷雾剂,可连续应用2～3个月。

(2)鼻息肉术后以糖皮质激素喷雾剂喷入鼻腔,坚持4～12周,可防止和延续息肉复发。期间如有合并鼻窦感染,应积极给予抗生素治疗。

2.手术摘除

对于引起明显鼻塞、药物治疗无效或对鼻周造成侵袭性损害的大息肉,可手术摘除并行鼻窦开放术。如有窦内黏膜突起形成多处息肉应一并去除,但要区分水肿的黏膜。因后者术后经治疗可望恢复正常,近年鼻内镜手术的进步和术后处理的进步可使复发率降至15%左右。

伴有支气管哮喘和(或)阿司匹林不耐受的鼻息肉病患者术后复发率高,尤以后者为甚。鼻息肉摘除术后,哮喘可以缓解或至少无明显变化。为避免手术诱发支气管哮喘,患者应尽量在全身麻醉下进行手术。术前1周给予泼尼松30 mg/d,口服,术日晨肌注地塞米松10 mg,术后仍以泼尼松30 mg/d,维持1周,再改用鼻内糖皮质激素,应用4～12周。

第二节 萎缩性鼻炎

萎缩性鼻炎是一种发展缓慢的鼻腔萎缩性炎症,其特征为鼻腔黏膜、骨膜和骨质发生萎缩。严重的伴有典型恶臭者,称臭鼻症。多始于青春期,女性较男性多见。

一、病因

1.原发性

认为其是全身疾病的一种局部表现,可能与缺乏脂类及脂溶性维生素,或与营养障碍、微量元素缺乏或不平衡、遗传因素、结缔组织病等有关;因多发于女青年,并在月经期症状加重,其可能与内分泌失调有一定关系。近年来随着免疫学的发展,发现本病患者大多有免疫功能紊乱,故有人认为,本病可能是一种免疫性疾病。

2.继发性

由局部因素引起,如鼻腔黏膜受到外伤或手术切除过多,或因患特殊传染病如结核、硬结病、麻风、梅毒等所致。慢性肥厚性鼻炎的晚期,或慢性化脓性鼻窦炎的长期脓涕刺激,发生纤维结缔组织过度增殖,致使鼻黏膜的血行受阻、营养障碍而致萎缩。鼻中隔极度偏曲,一侧鼻腔宽大,增强的气流的刺激,或因粉尘或有害气体的长期刺激也可致病。曾有人提出本病是由于特殊细菌的感染,如臭鼻杆菌或类白喉杆菌感染。现认为这些细菌不是真正的病原菌,仅为萎缩性鼻炎的继发感染。

二、病理

早期黏膜仅呈慢性炎症的改变,继而发展为进行性萎缩。黏膜与骨部血管逐渐发生闭塞性动脉内膜炎和海绵状静脉丛炎,血管壁结缔组织增生肥厚,管腔缩小或闭塞,血液循环不良,导致黏膜、腺体、骨膜及骨质萎缩、纤维化,黏膜的假复层纤毛柱状上皮逐渐转化为复层鳞状上皮,甚至蝶腭神经节亦可发生纤维变性。

三、病史采集

1.现病史

有无鼻塞、鼻出血、嗅觉障碍、臭鼻症、头痛及鼻咽部干燥等症状。

2.过去史

患者有无鼻部手术史,是否长期患有肥厚性鼻炎以及某些特殊传染病史。

3.个人史

是否长期接触有害或刺激性气体,有无营养不良病史。

4.家族史

家族中有无类似病史患者。

四、体格检查

主要是注意观察鼻腔变化情况。

五、辅助检查

行影像学检查及鼻腔分泌物培养有助于诊断。

六、诊断

(一)诊断要点

1.病史

因继发性患者多有鼻部手术史,外环境恶劣史,长期肥厚性鼻炎史及某些特殊传染病病史。

2.症状

鼻塞、鼻出血、嗅觉障碍、臭鼻症、头痛及鼻咽部干燥等。

(1)鼻及鼻咽部干燥:鼻腔过度通气,鼻黏膜腺体萎缩,分泌减少。因此,鼻内常有结痂,有时带血。

(2)鼻塞和嗅觉减退或失嗅:是由于鼻腔内脓痂阻塞或鼻黏膜萎缩后神经感觉迟钝引起,虽有气流通过,但不能察觉。嗅区黏膜萎缩或被痂皮堵塞,导致嗅觉减退甚至消失。

(3)头痛或头昏:因鼻腔过度宽大,鼻黏膜调温保湿功能减退,受冷空气刺激引起,亦可因脓痂压迫鼻黏膜所致。

(4)恶臭:多见于病情严重和晚期患者,呼出气带有特殊的腐烂臭味,但由于嗅觉减退或丧失,因此患者自己不能闻到。恶臭是由于臭鼻杆菌等细菌使鼻内分泌物和干痂内的蛋白质分解产生吲哚所致。

(5)耳鸣、听力下降:病变波及咽鼓管,出现咽鼓管功能障碍,引起分泌性中耳炎的症状。

(6)咽干、声嘶及刺激性咳嗽:病变累及咽喉所致。

3.检查

(1)鼻腔宽大,鼻甲缩小,从前鼻孔可看到鼻咽部,有时继发性萎缩性鼻炎见下鼻甲明显缩小,但中鼻甲却肥大或呈息肉样变。

(2)鼻腔内有稠厚脓痂,黄褐色或灰绿色,大块或呈管筒状,可有恶臭气味。除去脓痂后可见鼻甲黏膜干燥萎缩,甚至糜烂渗血;早期或轻度萎缩性鼻炎,亦可仅有痂皮,而无恶臭气味。

(3)如萎缩病变向下发展,鼻咽及咽黏膜也可干燥萎缩,时有脓痂覆盖其上,严重者喉、气管黏膜也有此变化。

4.鼻腔分泌物培养

常见的有臭鼻杆菌和类白喉杆菌。

5.影像学检查

见鼻甲缩小,鼻腔增宽,鼻窦发育不良。

（二）鉴别诊断

1.鼻石

表现为进行性鼻塞,流水样、脓性或血性鼻涕,同侧头痛,鼻内发臭等症状。鼻镜检查可见总鼻道有形状不规则的块状物质坚硬如石,多为白、灰或黑褐色。X线片见致密块状阴影。

2.鼻结核

鼻黏膜苍白,可有溃疡形成,疼痛剧烈,分泌物稀薄。结核病患病史或接触史,胸片、活检及结核菌素试验有助于鉴别。

3.鼻梅毒

梅毒血清实验(康华氏反应)及活检可协助鉴别。

4.鼻硬结病

早期体征类似萎缩性鼻炎,但无臭味。软腭、咽喉等处均可发生类似病变。对分泌物及病变组织行细菌培养,可发现鼻硬结杆菌。血清补体结合实验阳性。

七、临床表现

1.鼻及鼻咽部干燥感

这是由于鼻黏膜的腺体萎缩,分泌物减少所致。

2.鼻塞

脓痂堵塞鼻腔可致鼻塞,或因鼻黏膜的神经感觉迟钝,即使取除脓痂,空气通过亦不易觉察,而误认为鼻塞。

3.鼻分泌物

常呈块状、管筒状脓痂,不易擤出,用力擤出干痂时,有少量鼻出血。

4.嗅觉障碍

嗅觉多减退或消失。这是由于嗅区黏膜萎缩或干痂阻塞引起。

5.呼气恶臭

因脓痂下细菌繁殖生长,脓痂中的蛋白质腐败分解,产生恶臭气味,称臭鼻症。

6.头痛、头昏

由于鼻甲萎缩,鼻腔缺乏调温保温作用,当冷空气进入时,刺激鼻黏膜,以及脓痂的刺激,皆可致头痛头昏。

八、治疗

治疗原则为清洁鼻腔、排除脓痂、湿润黏膜,禁用血管收缩剂,并加强全身治疗。宜采用全身和局部综合疗法,症状可得到改善。

1.清洁鼻腔

用温生理盐水或一般温盐水 500~1 000 mL 冲洗鼻腔,去除脓痂,以利于局部用药。若脓痂不易清除,可用镊子轻轻钳出。

2.鼻腔用药

常用润滑性滴鼻剂,如复方薄荷油、液体石蜡、50％蜂蜜、清鱼肝油等,可促使鼻黏膜充血肿胀,增加血液循环,减轻鼻内干燥感和臭味;亦可用1‰链霉素液滴鼻,能抑制杆菌繁殖,减轻炎症性糜烂,有利于上皮生长。此外,使鼻腔黏膜润滑,软化痂皮,便于擤出。

3.维生素疗法

曾试用多种维生素,常用维生素 A 肌注,每日 5 万～10 万 U,或维生素 B_2 口服,10～15 mg,每日 3 次,以保护黏膜上皮,促进组织细胞代谢机能,增强对感染的抵抗力。亦可用维生素 AD 制剂肌注,每次 5 万 U,每周 2～3 次;或口服鱼肝油丸,2 丸,每日 3 次。也可口服菸草酸,50～100 mg,每日 3 次。有人提出铁剂有治疗本病的作用,可服硫酸亚铁丸,0.3 g,每日 3 次,饭后服用。

4.手术疗法

对久治无效者可试行。目的在于使鼻腔缩小,减少空气吸入量,以降低水分蒸发速度,减少脓痂形成,并可刺激鼻黏膜,改善充血和分泌状况,缓解症状。

常用方法是在鼻腔黏骨膜下埋藏各种材料,称鼻腔黏骨膜下埋藏术或充填术。埋藏材料有自体骨、脂肪、塑料、硅橡胶等。埋藏的部位可在鼻中隔、鼻底或鼻外侧黏骨膜下,埋藏物切勿过多,以免张力过大而致裂开脱出。也可行鼻腔外侧壁内移术或鼻前孔关闭术。

九、注意事项

(1)本病尚无特效治疗,现多应用综合疗法。

(2)局部治疗的原理为清洁湿润鼻腔,分解软化脓痂,促进血液循环和刺激腺体分泌等。

第三节　急性化脓性鼻窦炎

急性化脓性鼻窦炎是鼻窦黏膜的急性化脓性炎症,重者可累及骨质。上颌因窦腔较大,窦底较低,而窦口较高,易于积脓,且居于各鼻窦之下方,易被他处炎症所感染,故上颌窦炎的发病率最高,筛窦炎、额窦炎次之,蝶窦炎最少。

一、病因

(一)局部病因

1.感染和鼻腔疾病

常继发于呼吸道感染或急性鼻炎。鼻中隔高位偏曲、中鼻甲肥大、鼻息肉、鼻肿瘤、异物或填塞物留置过久,均可妨碍窦口引流而致病。游泳时潜水或跳水方法不当,可使污水经鼻腔进入鼻窦而发病。

2.外伤

前组鼻窦,特别是上颌窦和额窦位置表浅,易受外伤而发生骨折,细菌可由皮肤或鼻黏膜侵入鼻窦。也可因弹片、尘土等异物进入而引起感染。

3.牙源性感染

上颌第二前磨牙及第一、第二磨牙的牙根,位于上颌窦底壁,当其发生牙根感染时,可能穿破窦壁,或拔牙时损伤底壁均可引起上颌窦炎,称牙源性上颌窦炎。

4.气压改变

航空、潜水、登山时,可因气压骤变,鼻腔内发生负压而引起损伤,称气压创伤性鼻窦炎。

(二)全身病因

过度疲劳、营养不良、维生素缺乏、变应性体质、内分泌失调,以及患有各种慢性病如贫血、结核、糖尿病、慢性肾炎等,身体抵抗力减弱,亦为鼻窦炎的诱因,也可继发于流感等急性传染病后。

致病菌:常见致病菌有肺炎双球菌、溶血性链球菌和葡萄球菌等多种化脓性球菌。其次为流行性感冒杆菌、大肠杆菌、变形杆菌等。由牙病引起者多属厌氧菌感染,脓液常带恶臭。

二、病理

早期为急性卡他期,黏膜短暂贫血,继而血管扩张,渗透性增加,黏膜红肿,上皮肿胀,纤毛运动迟缓,上皮下层有多形核白细胞和淋巴细胞浸润,分泌物为浆液性或黏液性。后转入化脓期,窦腔黏膜水肿及血管扩张加重,炎性细胞浸润更为明显,分泌物变为黏脓性,时间越久,充血越重,毛细血管可破裂出血,由于水肿压迫,使血液供应不足,可发生纤毛上皮细胞坏死脱落,此时分泌物为黄色脓液。少数病例可发生窦壁骨炎、骨髓炎和其他并发症,一般多见于幼儿。

三、病史采集

1.现病史

询问患者有无过度疲劳、受寒、受冷等诱因,有无鼻塞、脓涕、头痛等局部症状,有无畏寒、食欲不振、周身不适等全身症状。儿童患者注意询问有无呕吐、腹泻、抽搐等症状。

2.过去史

既往有无鼻中隔偏曲、中鼻甲肥大、鼻息肉等病史。询问患者有无糖尿病、贫血病史。有无鼻窦开放性骨折、擤鼻不当等病史。有无上呼吸道感染病史。

四、体格检查

注意局部有无红肿、压痛。

五、辅助检查

鼻镜检查及鼻腔内窥镜检查有助于诊断。鼻窦 X 线片检查为诊断急性鼻窦炎的重要辅助手段。

六、诊断

1.急性上颌窦炎

(1)鼻塞较重且较持续:脓涕晨起少,下午多,与鼻窦开口位置及引流因素有关。

(2)头痛的一般规律:患侧颊颞部痛,尤其是上颌窦前壁尖牙窝处明显,上牙槽及牙根部痛。晨起不痛,上午轻,午后加重;站立或久坐后加重,侧卧时使患侧在上减轻。

(3)轻度嗅觉障碍。

(4)检查时可见患侧面颊部有肿胀,尖牙窝、眶下、上牙槽处压痛。中鼻道黏膜充血肿胀,内有大量脓液。

(5)影像学检查:上颌窦黏膜增厚,窦腔密度增高,有时可见液平面。

(6)全身症状:食欲不佳、烦躁不安、畏寒发热、精神萎靡等。

(7)牙源性上颌窦炎:症状与急性上颌窦炎同,因系厌氧菌感染,脓涕有恶臭,且口腔检查可见牙周或牙根感染、龋齿、残根、牙根肉芽肿等。全身症状急剧而严重。

2.急性额窦炎

(1)鼻塞轻,脓涕,疼痛多位于额部、眼眶、眼眶内上角。上午重,下午轻。

(2)患侧内眦及上睑肿胀,中鼻道前部有脓液流出。

(3)影像学检查见额窦弥漫性密度增高影,有时可见液平面。X线片或CT扫描显示额窦弥漫性密度增高影或有液平面。

3.急性筛窦炎

(1)鼻塞及嗅觉障碍严重。脓涕早晨多,下午轻。

(2)前、后组筛窦表现有所不同,前组者多流向前鼻孔,后组筛窦脓涕流向咽部。

(3)患侧内眦,鼻根部肿胀,压痛点位于内眦深部,鼻镜检查见中鼻道及筛泡处充血最明显,脓液多位于中鼻道及嗅裂。

(4)鼻窦X线片和CT扫描可见筛窦密度增高影。

4.急性蝶窦炎

(1)鼻塞较轻,嗅觉障碍重。脓涕早晨少,下午多,多流向咽部。

(2)眼球深部疼痛,可放射至头顶或耳后部。一般规律是早晨轻,下午重。

(3)检查见中鼻甲红肿,嗅裂有脓流向咽部。颜面部无红肿,无局部叩痛点。

(4)CT扫描提示蝶窦密度增高,并往往同时发现其他鼻窦的炎症反应。

七、临床表现

(一)全身症状

常在急性鼻炎病程中患侧症状加重,出现畏寒、发热、周身不适、精神不振、食欲减退等,以急性牙源性上颌窦炎的全身症状较剧。儿童发热较高,可发生抽搐、呕吐和腹泻等症状。

(二)局部症状

1.鼻阻塞

因鼻黏膜充血肿胀和分泌物积存,可出现患侧持续性鼻阻塞及暂时性嗅觉障碍。

2.脓涕多

患侧鼻内有较多的黏脓性或脓性分泌物擤出,初起时涕中可能带少许血液,牙源性上颌窦者脓涕有臭味。

3.局部疼痛和头痛

急性鼻窦炎除发炎鼻部疼痛外常有较剧烈的头痛,这是由于窦腔黏膜肿胀和分泌物潴留压迫或分泌物排空后负压的牵引,刺激三叉神经末梢而引起,前组鼻窦接近头颅表面,其头痛多在额部及患侧局部,后组鼻窦在头颅深处,其头痛多在头顶部、颞部或后枕部。

(三)检查

1.局部红肿及压痛

前组急性鼻窦炎由于接近头颅表面,其病变部位的皮肤及软组织可能发生红肿,由于炎症波及骨膜,故在其窦腔相应部位有压痛。后组急性鼻窦炎由于位置较深,表面无红肿或压痛。

2.鼻腔检查

鼻腔黏膜充血肿胀,尤以中鼻甲、中鼻道及嗅沟等处为明显。前组鼻窦炎可见中鼻道积脓,后组鼻窦炎可见嗅沟积脓。

3.体位引流

如疑为鼻窦炎,鼻道未查见脓液,可行体位引流试验,以助诊断。

4.鼻窦 X 线片

鼻颏位和鼻额位 X 线片有助于诊断,急性鼻窦炎时可显示鼻窦黏膜肿胀,窦腔混浊、透光度减弱,有时可见液平面。

八、并发症

近年来由于抗生素的广泛应用,急性鼻窦炎的并发病已较少见。

1.眶内感染

常见于儿童的筛窦炎及上颌窦炎,或成人的急性额窦炎。感染可通过眼眶周围的菲薄骨壁、裂隙侵入眶内,发生眶内感染、球后视神经炎、骨髓炎等。

2.颅内并发症

颅内并发症很少见。炎症通过骨裂隙,沿着视神经、嗅神经鞘膜或静脉炎的血栓入颅引起脑膜炎、海绵窦血栓性静脉炎、硬膜外脓肿或额叶脓肿等。

3.呼吸道感染

鼻窦炎脓性分泌物下流而发生。

4.病灶感染

如引起风湿热、心肌炎、肾炎等。

九、治疗

治疗原则为控制感染,改善鼻腔的通气引流,根治病因,防止转为慢性。

(一)急性上颌窦炎

1.全身应用磺胺或青霉素类抗生素,过敏者选广谱抗生素,牙原性者加用抗厌氧菌抗生素。

2.应用 1%麻黄碱滴鼻剂,应取头侧位滴鼻,促进窦口的开放和周围黏膜的水肿消退,引流脓液。

3.上颌窦冲洗

急性上颌窦炎无并发症者,在全身症状消退,化脓灶已趋局限化时可施行上颌窦穿刺。有时一次穿刺冲洗即愈。小儿或全身情况不好时,可代以负压吸引。也可用特制上颌窦导管,经总鼻道伸入到下鼻甲中点稍后处,远端高抬进入中鼻道内,使管口向外旋转和前后推拉,感觉进入窦口而不能移动时,开始用温生理盐水冲洗。此法创伤较穿刺小,但有些中鼻道狭窄者,较难找到上颌窦自然开口。

4.物理治疗

局部热敷或给予红外线、超短波照射。尤对颜面软组织受累肿胀者有良好效果。

5.提高抵抗力

提高机体抵抗力,彻底治疗诱因。

(二)急性额窦炎

1.抗生素治疗

全身应用抗生素,必要时给予解热镇痛剂。

2.鼻黏膜收敛剂

用1％麻黄碱或1％丁卡因加2％麻黄碱混合液棉片,放于中鼻道前段最高处,使额窦口黏膜消肿后,可通畅引流,减轻疼痛。

3.物理治疗

可选用超短波和红外线。

4.手术治疗

如全身症状控制而局部疗效不理想,可经鼻内镜行鼻窦功能性手术,开放额鼻管,通畅引流。

十、注意事项

(1)增强体质,改善周围环境的卫生条件。

(2)预防感冒和急性传染病。

(3)找出并消除引起急性鼻窦炎的病因,积极治疗有关的局部与全身性疾病。

(4)忌用手擤鼻,保持鼻窦引流通畅,防止感染扩散。

第四节　慢性化脓性鼻窦炎

慢性化脓性鼻窦炎是鼻窦黏膜慢性化脓性炎症。较急性者多见,其中以慢性上颌窦炎最多,常与慢性筛窦炎合并存在,如一侧或两侧各鼻窦均有病变者,称多鼻窦炎或全鼻窦炎,单独的慢性筛窦炎或蝶窦炎只占少数病例。

一、病因

多因急性化脓性鼻窦炎未得到及时合理治疗迁延而致。其他病因与急性化脓性鼻窦炎相似,感染、变应性鼻炎和鼻窦引流障碍是其主要原因。牙源性上颌窦炎可慢性起病。

慢性化脓性鼻窦炎的致病菌大多数是混合感染,近年来以流感杆菌、变形杆菌和链球菌多见。

二、病理

慢性化脓性鼻窦炎的病理变化,无论从肉眼观察或显微镜检查,其差异很大,各家分型也不一致,常分为水肿、息肉、浸润、纤维、囊肿等病理改变,实际上常混合存在,其中以水肿或息肉多见。窦壁骨质可增生变厚,也可吸收。

三、病史采集

1.现病史

患者是否有鼻塞、黏脓涕、嗅觉障碍、头闷、头胀痛,以及由感染灶引起的全身不适。

2.过去史

是否患有急性鼻窦炎,有无鼻息肉、鼻甲肥大、鼻中隔偏曲、鼻腔肿瘤或鼻腔填塞等影响鼻腔鼻窦通气的病因,有无鼻腔病毒感染。

3.个人史

患者是否体弱、营养不良、烟酒过度等。

四、体格检查

注意观察鼻腔内变化。

五、检查

1.鼻腔检查

病变以鼻腔上部变化为主,可见中鼻甲水肿或肥大、息肉样变,有的有多发性息肉。前组鼻窦炎可见中鼻道及下鼻甲表面有黏脓性分泌物附着,后组鼻窦炎可见嗅沟及中鼻道后部存有黏脓液。

2.体位引流

疑有慢性化脓性鼻窦炎而中鼻道或嗅沟无脓液存留时,可行体位引流检查。

3.上颌窦穿刺冲洗术

上颌窦穿刺冲洗术既是对上颌窦炎的一种诊断方法,也是一种治疗措施。冲出液宜做需氧细菌培养。

4.鼻窦 X 线片

对诊断不明确或怀疑有其他病变者,可协助诊断。

5.牙的检查

在可疑牙源性上颌窦炎时,应进行有关牙的检查。

辅助检查主要有 X 线、CT 扫描、鼻咽纤维镜及鼻内镜等。其中,不同的鼻窦有不同的最合适的 X 线投照位。内窥镜可直视下检查病变,通过 30°和 70°镜可清晰地看到鼻腔外侧壁、上鼻道及嗅裂、后鼻孔等部位。分泌物培养和药物敏感试验有助于临床制定治疗方案。

六、诊断

（一）慢性上颌窦炎

在慢性化脓性鼻窦炎中最常见,脓涕较多,若为牙源性上颌窦炎,脓涕常有恶臭味。检查见中鼻甲肿大或肥大、息肉样变,中鼻道中后部、下鼻甲表面甚至鼻底存有黏性脓性分泌物,上颌窦穿刺冲洗有黏性脓液冲出。

（二）慢性筛窦炎

常与慢性上颌窦炎合并存在,除有一般慢性化脓性鼻窦炎的症状外,嗅觉减退更为明显。常有多发性息肉存在,中鼻道和嗅沟处可有脓液存留。鼻窦 X 线片可见筛房混浊或房间隔消失。

（三）慢性额窦炎

常与前组其他鼻窦炎合并存在。检查可见中鼻甲肿胀、肥大或息肉样变,以前端为明显,中鼻道前上部有脓液,可认为来自额窦。鼻窦 X 线正位和侧位摄片可明确诊断。

（四）慢性蝶窦炎

单独发生者少见,常与筛窦炎同时发生,若慢性化脓性鼻窦炎已波及蝶窦者,多已形成全鼻窦炎。其临床表现与慢性筛窦炎和上颌窦炎相似,X 线片可证实蝶窦炎的存在。

掌握各种鼻窦炎特征后,即可与慢性鼻炎相鉴别,通常两者同时存在。

七、临床表现

1.脓涕多

鼻涕多为脓性或黏脓性,黄色或黄绿色,量多少不定,多流向咽喉部,单侧有臭味者,多见于牙源性上颌窦炎。

2.鼻塞

轻重不等,多因鼻黏膜充血肿胀和分泌物增多所致,鼻塞常可致暂时性嗅觉障碍。

3.头痛

慢性化脓性鼻窦炎一般有明显局部疼痛或头痛。如有头痛,常表现为钝痛或头部沉重感,白天重,夜间轻。前组鼻窦炎多表现前额部和鼻根部胀痛或闷痛,后组鼻窦炎的头痛在头顶部、颞部或后枕部。患牙源性上颌窦炎时,常伴有同侧上列牙痛。

4.其他

由于脓涕流入咽部和长期用口呼吸,常伴有慢性咽炎症状,如痰多、异物感或咽干痛等。若影响咽鼓管,也可有耳鸣、耳聋等症状。

八、治疗

治疗原则为通畅鼻窦引流,去除病因。

(一)滴鼻药

血管收缩剂能收缩鼻腔肿胀的黏膜,以利引流。常用1%麻黄素液或呋喃西林麻黄素液、氯霉素麻黄素液滴鼻。

(二)上颌窦穿刺冲洗术

适用于慢性化脓性上颌窦炎,每周1~2次,若连续多次穿刺冲洗无效或冲出恶臭、多量溶水性脓,可考虑手术治疗。

方法:先用浸有1%丁卡因溶液的棉片放置于下鼻道前段,做表面麻醉5~10 min。穿刺右侧上颌窦时以右手持穿刺针(穿刺左侧以左手持穿刺针),将穿刺针伸入下鼻道内,在距下鼻甲前端约1.5 cm处,下鼻甲附着缘下,针尖指向外上方,即朝向右侧眼外眦方向,固定位置后,左手固定头部,右手稍用力旋转即可将针头穿通上颌窦内侧壁。感到阻力消失时,说明穿刺针已进入上颌窦腔内,拔出针芯,用空针抽吸一下,以证实是否确实在窦腔内。用温消毒生理盐水1:5 000呋喃西林溶液缓缓冲洗,至脓液洗净为止。冲洗完毕后,可注入抗生素溶液或甲硝唑溶液,最后拔出穿刺针,将消毒棉片填压于鼻底部以妥善止血。应注意,记录脓液的性质、量和上颌窦容量。

上颌窦穿刺时应注意以下几点:①注意有无丁卡因过敏反应。②穿刺部位和方向正确,防止穿入面颊软组织或眼眶内。在未确定已穿入窦内之前,不要随意灌水冲洗。③操作过程中,若发生晕厥等情况,应立即停止操作,平卧休息,密切观察变化。④在冲洗之前,切勿随意注入空气,以免发生气栓。⑤若注入青霉素,应预先做过敏试验。

(三)鼻窦置换法

适用于慢性筛窦炎、额窦炎、蝶窦炎、全鼻窦炎及儿童。

方法:取仰卧垂头位,先在一侧鼻腔滴入1%麻黄素液或与抗生素混合液1~2 mL,将已滴药的鼻孔压紧闭合,用电吸引器接橄榄头,紧塞另一侧鼻孔,同时嘱患者连续发出"开-开-开"音,使软腭上举封闭鼻咽腔,两侧鼻腔形成负压,鼻腔的药液得以进入鼻窦内。一侧完毕,按同法施行另一侧;也可自行简易置换疗法,采用同样体位,在鼻腔内滴入药液后,闭嘴捏鼻同时用力吸气,使鼻腔、鼻窦形成负压,再放开鼻孔吸气,如此反复进行,亦可使鼻腔药液进入窦腔内。

(四)理疗

一般用超短波透热疗法辅助治疗。

(五)中医中药

以芳香通窍、清热解毒、祛湿排脓为治则,常用苍耳子散加味。

(六)手术治疗

1.除病因的手术

矫治妨碍鼻窦引流的疾病,治疗邻近病灶。若有高位鼻中隔偏曲者,可行鼻中隔矫正术;对肥大或息肉样变的中鼻甲,可行中鼻甲部分切除术,若有鼻息肉则行鼻息肉摘除术。

2.上颌窦手术

较常施行的有上颌窦根治术和上颌窦鼻内开窗术两种。

(1)上颌窦开窗术:适用于窦腔内病变不重、不宜做上颌根治术者。

(2)上颌窦根治术:适用于经保守治疗及多次穿刺冲洗治疗无效者、上颌窦异物、囊肿及其他良性肿瘤、疑上颌窦恶性肿瘤需探查者。局麻下进行,在患侧唇龈沟上约半厘米处,从第二至第五牙做横切口直达骨膜,向上剥离骨膜,暴露尖牙窝,骨凿或骨钻在尖牙窝处造孔,并用咬骨钳扩大,清除窦腔内病变组织,然后在下鼻道造约 1.5 cm 直径的引流孔,做黏膜瓣翻入窦腔,止血后填塞窦腔,并缝合唇龈内切口,填塞物于 24~48 h 后取出,一周后冲洗窦腔。

3.筛窦切开术

较常施行的有鼻内、鼻外和经上颌窦三种筛窦手术,根据病变程度和范围不同而选用,目的是将积脓的筛窦刮开、清理息肉等病变组织,并向鼻腔建立引流。应注意切勿损伤筛窦顶壁、纸样板或视神经等,以免引起严重的并发症。

4.额窦切开术

有鼻内和鼻外两种方法,鼻内额窦手术常与鼻内筛窦手术同时进行,用额窦探针、刮匙及骨锉等将鼻额管扩大,以通畅引流。鼻外额窦手术除用于额窦炎外,更多用于额窦囊肿,在眉弓及内眦部切开皮肤及骨膜,在额窦底壁及前壁凿开窦腔,去除病变并将鼻额管扩大,以畅通引流。

5.蝶窦切开术

不常施行,必要时常与筛窦手术同时进行,主要行蝶窦口扩大术,以去除病变并畅通引流。

第五节　变态反应性鼻炎

变态反应性鼻炎简称变应性鼻炎,又称过敏性鼻炎,以鼻痒、喷嚏、鼻分泌亢进、鼻黏膜肿胀等为其主要特点,是鼻腔黏膜的变应性疾病,并可引起多种并发症。近年来发病率有升高趋势。据统计,变应性鼻炎约占全部鼻炎的 40%。临床上一般分为常年性和季节性两型,后者又称"花粉症"。变应性鼻炎的发病与遗传及环境密切相关。

一、病因

变应性鼻炎可发生于任何年龄,男女均有,易见于年轻人。

1.吸入性变应原

如室内外尘埃、尘螨、真菌、动物皮毛、羽毛、棉花絮等,多引起常年性发作;植物花粉引起者多为季节性发作。

2.食物性变应原

如鱼虾、鸡蛋、牛奶、面粉、花生、大豆等;某些药品,如磺胺类药物、奎宁、抗生素等均可致病。

3.接触物

如化妆品、汽油、油漆、酒精等。

4.其他

某些细菌及其毒素,物理因素(如冷热变化,温度不调),内分泌失调或体液酸碱平衡失调等病因均可致病。也可由于多种因素同时或先后存在。

二、病史采集

1.现病史

有无接触花粉、粉尘、尘螨、动物皮屑、棉絮等。患者是否有鼻痒,是否伴有眼部或咽喉部发痒。有无喷嚏、鼻涕、鼻塞等症状。有无头痛、流泪、嗅觉减退、耳鸣等症状。

2.过去史

既往有无支气管哮喘、荨麻疹、血管神经性水肿等变态反应性疾病史。

3.家族史

家族中有无变态反应性疾病史。

三、体格检查

(1)下鼻甲明显肥大,或下鼻甲与中鼻甲均肥大,常致鼻腔堵塞。鼻腔底部或下鼻道有黏液性或黏脓性分泌物。

(2)黏膜肿胀,呈粉红色或紫红色,表面不平,或呈结节状或桑葚状,尤以下鼻甲前端及其游离缘为明显。探针轻压凹陷不明显,触之有硬实感。

(3)局部用血管收缩剂后黏膜收缩不明显。

四、辅助检查

鼻腔底部或下鼻道有黏液性或黏脓性分泌物,可行细胞学检查。必要时用变应原做皮肤划痕试验。放射免疫或酶联免疫技术测定特异性 IgE 抗体有助于诊断。怀疑为常年性变应性鼻炎的患者应做特异性皮肤试验、鼻黏膜激发试验和体外特异性 IgE 检测;怀疑为花粉症者应以花粉浸液做特异性皮肤试验。特异性皮肤试验是用适宜浓度和微小剂量的各种常见变应原浸液做皮肤点刺或皮内注射。鼻黏膜激发试验是确定致敏物比较可靠的方法。体外特异性 IgE检测是针对特异性致敏物的,故安全可靠,但受试剂盒中抗原种类的限制。

五、诊断

对典型病例较易,但常因询问病史不详细或症状不典型,而误诊为急性或慢性鼻炎,应予以注意,故要获得正确的诊断,必须进行多方面的检查。

(1)详细询问病史:对过去病史及家族史方面应详细询问,特别是变应性疾病,需找寻有关病因。

(2)主要症状:鼻痒、连续喷嚏、大量清水样鼻涕等。

(3)前鼻镜检查:可见鼻黏膜苍白水肿,大量清水样分泌物,若因持久性水肿可发生鼻息肉或息肉样变性。

（4）鼻腔分泌物涂片检查：在变态反应发作期间，鼻分泌物中可见嗜酸性粒细胞增多，也可查见较多嗜酸性粒细胞或肥大细胞。

（5）变应性激发试验：一般用皮肤试验（划痕、皮内及接触法等），原理是有多种假定的变应物质，使与机体接触后，视有无反应出现，可协助诊断。变应原诊断明确后还可应用这种变应原进行脱敏治疗。

六、临床表现

症状可因与刺激因素接触的时间、数量以及患者的机体反应状况不同而各异。常年性变应性鼻炎，随时可发作，时轻时重，或每天起床时发作后逐渐减轻。一般在冬季容易发病，常同全身其他变应性疾病并存。季节性变应性鼻炎，呈季节发作，多在春、秋季发病，迅速出现症状，发病时间可为数小时、数天至数周不等，发作间歇期完全正常。典型症状为鼻痒、阵发性喷嚏连续发作、大量清水样鼻涕和鼻塞。

1.鼻痒和连续喷嚏

每天常有数次阵发性发作，随后鼻塞和流涕，尤以晨起和夜晚明显。鼻痒见于多数患者，有时鼻外、软腭、面部和外耳道等处发痒，季节性鼻炎以眼痒较为明显。

2.清水样鼻涕

大量清水样鼻涕，但急性反应趋向减弱或消失时，可减少或变稠厚，若继发感染可变成黏脓样分泌物。

3.鼻塞

程度轻重不一，单侧或双侧，间歇性或持续性，亦可为交替性。

4.嗅觉障碍

由黏膜水肿、鼻塞而引起者，多为暂时性。因黏膜持久水肿导致嗅神经萎缩而引起者，多为持久性。

七、治疗

尽可能避免诱因和消除过敏因素，达到脱敏、消肿、通气的目的。

变应性鼻炎的治疗包括非特异性治疗和特异性治疗，前者主要指药物治疗，后者则主要指免疫治疗。应根据患者的症状类型和其病理生理学过程选择不同的药物，有时需要联合用药。

1.非特异性治疗

（1）糖皮质激素：①抑制肥大细胞、嗜碱性粒细胞和黏膜炎症反应。②减少嗜酸性粒细胞数目。③稳定鼻黏膜上皮和血管内皮屏障。④降低刺激受体的敏感性。⑤降低腺体对胆碱能受体的敏感性。对该类激素化学结构的改造（人工合成新的激素）和剂型的改良（鼻喷雾剂），使糖皮质激素在鼻黏膜局部应用成为现实。

（2）抗组胺药：此类药物主要通过与组胺竞争细胞膜上的组胺受体发挥抗 H_1 受体的作用，可以迅速缓解鼻痒、喷嚏和鼻分泌亢进。其次，第一代抗组胺药多具有抗胆碱能作用，可导致口干、视力模糊、尿潴留、便秘等。第二代抗组胺药克服了传统抗组胺药的中枢抑制作用，而且抗

H_1 受体的作用明显增强,但也带来了一些新的问题。因此,临床使用该类药物时应掌握适应证。

(3)肥大细胞膜稳定剂:肥大细胞致敏后可以释放预合成和新合成的多种介质,在变应性鼻炎的发病中起重要的作用。色甘酸钠有稳定肥大细胞膜的作用,可阻止该细胞脱颗粒和释放介质,但仅适用于轻症患者。酮替芬既可稳定肥大细胞膜,又有抗组胺作用。

(4)减充血药:大多数为血管收缩剂。由于减充血药具有反射性扩张血管的作用,长期使用将引起药物性鼻炎。

(5)抗胆碱药:胆碱能使神经活性增高可导致鼻分泌物亢进,故应用抗胆碱药可以减少鼻分泌物。此类药对鼻痒和喷嚏无效。

(6)中医中药:本病为肺气虚弱,卫表不固,易受风邪所致,宜温肺固表,祛风散寒。可用健鼻汤(苍耳子 12 g、蝉衣 6 g、防风 9 g、白蒺藜 9 g、肥玉竹 9 g、炙甘草 4.5 g、薏米 12 g、百合 12 g),气虚者加黄芪 9 g、白术 9 g,亦可再加党参 9 g,头痛加白芷 9 g,若表现血郁加当归 9 g。

(7)其他:①降低鼻黏膜敏感性,如下鼻甲冷冻、激光、射频、微波等。②手术不应作为首选治疗。选择性神经切断术包括翼管神经切断、筛前神经切断等,适用于部分患者。治疗后可使神经兴奋性降低,在一定时期内产生一定的治疗作用。合并鼻中隔偏曲者可考虑做鼻中隔矫正术。

2.特异性治疗

(1)避免与变应原接触:避免暴露于致敏物下是最有效的治疗方法。花粉症患者在致敏花粉播散季节可离开花粉播散区,但常年性变应性鼻炎的致敏物大多为常年存在的吸入性致敏物,有时难以避免,故特异性免疫治疗至关重要。

(2)免疫疗法:主要用于治疗吸入变应原所致的Ⅰ型变态反应。通过用反复和递增变应原剂量的方法注射特异性变应原,提高患者对致敏变应原的耐受能力,达到再次暴露于致敏变应原后不再发病,或虽发病但其症状却明显减轻的目的。凡药物治疗效果不理想,属于Ⅰ型变态反应,吸入致敏物明确且难以避免者,都是适应证。免疫疗法一般需要 2 年或更长时间。

由于常规免疫疗法疗程较长,又提出并在临床实践了缩短疗程、简化用药的"快速免疫疗法",即将免疫治疗用的变应原短期集中注射。该方法使通常情况下需要半年以上才能达到维持量的时间缩短为 1~2 周,尤其适用于花粉症患者。

第六节　鼻腔和鼻窦良性肿瘤

一、定义

鼻腔和鼻窦良性肿瘤主要好发于鼻腔内,其次是鼻窦,外鼻则较少。通常按组织来源进行分类:①上皮组织肿瘤包括乳头状瘤、腺瘤。②结缔组织肿瘤包括骨瘤、血管瘤、纤维瘤、软骨瘤、脑膜瘤、骨纤维异常增殖症等。

二、内翻性乳头状瘤

1.诊断要点

内翻性乳头状瘤以 50～60 岁男性多见,单侧持续性鼻塞,进行性加重,可伴血涕或反复鼻出血,常同时伴鼻息肉、鼻窦炎,部分病例有多次鼻息肉手术史。外观粉红色,息肉样或分叶状,触之易出血。肿瘤有明显局部侵袭性特点,易复发,7%发生恶变。根据症状、体征以及反复、多部位活检,一般可做出诊断。

2.治疗

此瘤对放射线不敏感,主要以手术治疗为主。手术需彻底,否则容易复发。对其基底及浸润组织周围的正常组织应切除足够的安全边界。有下列情况者应考虑恶变可能:①全部切除后迅速复发。②较快侵犯邻近组织。③反复鼻出血。④头面部疼痛示有骨及神经受累。

三、骨瘤

1.诊断要点

骨瘤多见于青年男性,额窦最多见,其次是筛窦。病因不明。小的骨瘤多无症状,常在 X 线片检查中发现,大的额窦骨瘤可引起鼻面部畸形,疼痛、感觉异常,也可侵入鼻腔或眼眶,甚至颅内。鼻窦骨瘤表现为鼻窦内圆形或卵圆形高密度肿物影。

2.治疗

对成人较小骨瘤而无临床症状,不需急于手术,可定期观察。肿瘤大,引起颜面变形或症状明显者,可行肿瘤摘除术。

四、血管瘤

1.诊断要点

血管瘤好发于鼻及鼻窦,多见于 10～25 岁青壮年,分为毛细血管瘤和海绵状血管瘤。前者占 80%,鼻中隔多发,后者较少,主要见于下鼻甲和上颌窦。表现为反复鼻出血。肿瘤由纤维组织及血管构成,瘤体血管丰富,血管壁薄,缺乏弹性,容易受损发生严重大出血。不主张诊断性穿刺或活检。

2.治疗

手术切除为主,鼻中隔前下方小血管瘤,应包括瘤体及根部黏膜一并切除。鼻窦内或肿瘤较大者,依据瘤体大小、位置,可采用经鼻内镜手术开放上颌窦,可完善切除肿瘤。也可采用柯-陆手术、Deker 切口或鼻侧切开手术。

五、软骨瘤

1.诊断要点

软骨瘤很少见,好发于额窦,病因不明。症状常表现为单侧进行性鼻塞、流涕,嗅觉减退、头晕、头痛等;肿瘤较大,广泛侵入周围结构,可发生面部变形、眼球移位、复视等,鼻镜检查肿瘤体表面光滑、球形、广基,触之易出血。肿瘤生长缓慢,但可使周围软组织和骨壁压迫性吸收破坏,侵犯邻近器官。

2.治疗

主要采用手术治疗。软骨瘤对放射治疗不敏感,因此,手术应尽早进行,切除范围应彻底,多选择鼻外进路,术后要长期随访观察。

六、脑膜瘤

1.诊断要点

原发于鼻部的脑膜瘤少见。青少年起病,病史长。临床多数病例为发生于颅内的肿瘤,向下扩展入鼻腔、鼻窦。X线片、CT扫描可显示肿瘤的部位、范围及与周围组织的关系。

2.治疗

本病对放射线不敏感,主要采用手术治疗。对于限于鼻腔及鼻窦的肿瘤,应彻底手术切除,可采用鼻内镜下切除,也可采用鼻侧切开术。若肿瘤已侵犯前颅底或颅底脑膜瘤向鼻腔及鼻窦扩展者,可采用颅面联合进路。

七、骨纤维异常增殖症

1.诊断要点

骨纤维异常增殖症是一种病因不明、缓慢进展的自限性良性骨纤维组织疾病。本病分为三型:①单骨型,单个或多个损害累及一块骨,其中上颌骨发病最多见。②多骨型但不伴内分泌紊乱,多个损害累及一块以上骨骼。③多骨型伴有内分泌紊乱,损害散布于多个骨骼,常为单侧分布,伴有较大皮肤色素斑。多见于女性,表现第二性征早熟。本病的主要表现为病骨区畸形肿胀,发生于面部者表现两侧不对称,眼球移位、突出,鼻腔狭窄,牙齿松动,齿槽嵴畸形,流泪,腭部隆起。随着病变发展可出现头痛,偶尔发生鼻出血。如广泛侵入鼻窦、眼眶及颅前窝底,临床呈恶性生长倾向,表现为鼻塞、嗅觉减退、面部不对称、眼球突出、移位、复视、视力障碍和张口困难等。X线片、CT扫描可显示肿瘤的部位、范围及其与周围组织的关系。

2.治疗

手术的目的在于尽可能彻底清除病变组织,以达到整容和恢复受累器官生理功能的目的。可根据肿瘤的大小及其侵犯部位,选用不同手术进路。

第六章　咽喉部疾病

第一节　急性扁桃体炎

急性扁桃体炎是腭扁桃体的一种非特异性急性炎症,常伴有一定程度的咽黏膜及咽淋巴组织的急性炎症。主要致病菌为乙型溶血性链球菌、葡萄球菌、肺炎双球菌,腺病毒也可引起本病。常发生于儿童及青少年。

一、病因

主要致病菌为乙型溶血性链球菌,葡萄球菌,肺炎双球菌,腺病毒也可引起本病,细菌和病毒混合感染也不少见。细菌可能是外界侵入的,亦可能是隐藏于扁桃体隐窝内的细菌,当机体抵抗力因寒冷、潮湿、过度劳累、体质虚弱、烟酒过度、有害气体刺激等因素骤然降低时,细菌繁殖加强所致。有时则为急性传染病的前驱症状,如麻疹及猩红热等。急性扁桃体炎往往是在慢性扁桃体基础上反复急性发作。

二、病史采集

1.现病史

有无受凉、过度劳累等诱因。有无高热、恶寒,幼儿患者询问有无抽搐、呕吐或昏睡、食欲不振、便秘及全身酸痛等。

2.过去史

既往有无慢性扁桃体病史,有无麻疹及猩红热等。

3.个人史

有无烟酒过度史。

三、体格检查

急性病容,面颊赤红,口有臭味,舌被厚苔,颈部淋巴结,特别是下颌角处的淋巴结往往肿大,并且有触痛。急性充血性扁桃体炎亦称急性卡他性扁桃体炎,主要表现为扁桃体充血、肿胀、表面无脓性分泌物。急性化脓性扁桃体炎含急性隐窝性扁桃体炎和急性滤泡性扁桃体炎,表现为扁桃体及腭弓明显充血,扁桃体肿大;隐窝型表现隐窝口有黄白色脓点,有时渗出物可融合成膜状,不超出扁桃体范围,易于拭去而不遗留出血创面;滤泡型主要表现为扁桃体实质淋巴滤泡充血、肿胀、化脓,形成蛋白色小隆起。

四、辅助检查

白细胞计数明显增加。

五、诊断

（一）诊断要点

临床常将急性化脓性扁桃体炎分为三类,即急性卡他性扁桃体炎、急性滤泡性扁桃体炎和急性隐窝性扁桃体炎。三种类型扁桃体炎的症状相似,急性卡他性扁桃体炎的全身症状及局部症状均较轻。

1.全身症状

多见于急性滤泡性及急性隐窝性扁桃体炎。起病急,可有畏寒、高热、头痛、食欲下降、乏力、周身不适和便秘等。小儿可因高热而引起抽搐、呕吐及昏睡。

2.局部症状

咽痛为其主要症状,咽痛剧烈,吞咽困难,疼痛常放射至耳部。下颌角淋巴结肿大,有时感到转头不便。葡萄球菌感染者,扁桃体肿大较显著,对于幼儿还可引起呼吸困难。

咽部黏膜呈弥散性充血,以扁桃体及两腭弓最为严重。腭扁桃体肿大,在其表面可显黄白色脓点或在隐窝口处有黄白色或灰白色点状豆渣样渗出物,可连成一片形似假膜,下颌角淋巴结常肿大。

（二）鉴别诊断

扁桃体表面无渗出物时应与猩红热、上呼吸道感染、流感等鉴别。扁桃体表面有渗出物时应与咽白喉、溃疡性咽炎、扁桃体角化症等相鉴别。

六、临床表现

虽因其病理改变不同分为卡他性、隐窝性及滤泡性扁桃体炎等三型,但就诊断和治疗而言,可分为急性充血性扁桃体炎和急性化脓性扁桃体炎两种。

1.全身症状

起病急、恶寒,高热可达 39～40℃,尤其是幼儿可因高热而抽搐、呕吐、昏睡、食欲不振、便秘及全身酸困等。

2.局部症状

咽痛明显,吞咽时尤甚,剧烈者可放射至耳部,幼儿常因不能吞咽而哭闹不安。儿童若因扁桃体肥大影响呼吸时可妨碍其睡眠,夜间常惊醒不安。

七、并发症

1.局部并发症

炎症可向周围扩散,引起扁桃体周围蜂窝织炎、扁桃体周围脓肿,也可引起急性中耳炎、急性颈淋巴结炎及咽旁脓肿等。

2.全身并发症

多认为系变态反应所引起,可并发与溶血性链球菌感染有关的风湿热,急性血管球性肾炎,心肌炎,关节炎等,应特别警惕心肌炎患者的突然死亡。

八、治疗

1.一般疗法

本病具有传染性,故患者要适当隔离。卧床休息,进流质饮食及多饮水,加强营养及疏通大便,咽痛较剧或高热时,可口服解热镇痛药。

2.抗生素

抗生素应用为主要治疗方法。首选青霉素,根据病情轻重,决定给药途径。若治疗 2～3 天后病情无好转,高热不退,需分析其原因,改用其他种类抗生素或酌情使用糖皮质激素。

3.局部治疗

常用复方硼砂溶液、口泰(复方氯己定含漱液)或 1：5 000 呋喃西林液漱口。

4.手术治疗

本病反复发作,特别是已有并发症者,应在急性炎症消退后施行扁桃体切除术。

九、注意事项

(1)注意休息,多饮水,通大便,进流食或软食。

(2)咽痛明显时要注意尽早输液治疗,以免感染扩散。

(3)反复发作时或伴有相应症状时可以在急性发作时进行心电图及小便或抗链球菌溶血素"O"的检查,以排除并发肾炎、心肌炎、关节炎等的可能。

(4)反复发作或伴有扁桃体周围脓肿、周围炎的患者最好要在炎症消退后手术治疗。

(5)要注意与会厌炎相区别,不要因为咽喉疼痛就认为是急性扁桃体炎,会厌炎是可以引起短时间呼吸困难而引起死亡的疾病,决不能轻视。因此如有呼吸不好,应立即到医院就诊。

第二节　慢性扁桃体炎

慢性扁桃体炎多由急性扁桃体炎反复发作或因隐窝引流不畅,而致扁桃体隐窝及其实质发生慢性炎症病变。

一、病因

慢性扁桃体炎多由急性扁桃体炎反复发作或因隐窝引流不畅,而致扁桃体隐窝及其实质发生慢性炎症病变。也可发生于某些急性传染病之后。根据免疫学说,扁桃体隐窝内细菌、病毒及代谢产物进入体液后,可引起抗体形成,继之腺体内产生抗原抗体结合物,能起到一种复合免疫作用,从而认为慢性扁桃体炎是一种自身免疫反应。由于自身抗原抗体结合时对组织细胞有损害,而有利于感染,感染又促进抗原抗体反应,从而形成恶性循环。

二、病史采集

1.现病史

询问患者有无咽部不适、异物感、发干、痒、刺激性咳嗽、口臭等症状。儿童患者询问有无呼吸、吞咽、语言障碍。有无鼻塞、鼾声及卡他性中耳炎症状。有无消化不良、头痛、乏力、低热等症状。

2.过去史

既往有无风湿热、肾炎、心脏病及长期低热病史。

三、体格检查

检查可见扁桃体慢性充血,扁桃体表面不平,瘢痕,与周围组织有粘连,有时可见隐窝口封闭,呈黄白色小点,其上盖有菲薄黏膜或粘连物。隐窝开口处可有脓性分泌物或干酪样分泌物,挤压时分泌物外溢。腭舌弓及腭咽弓充血。下颌淋巴结肿大。

扁桃体的外形大小分为3度:扁桃体超出腭舌弓,但未遮盖腭咽弓者为Ⅰ度;已遮盖腭咽弓者为Ⅱ度;超出腭咽弓突向中线者为Ⅲ度。

四、辅助检查

慢性扁桃体炎已引起全身并发症时,血清中甲种、丙种球蛋白与黏蛋白多异常增高,而反应性蛋白检查多为阳性,抗链球菌溶血素"O"效价增高,血沉亦多加快。通过免疫组织化学检查,氨基酸定量,血清中 α_2 蛋白高价,对病灶性扁桃体炎有重要意义。利用电子显微镜和血清荧光抗体检查,在扁桃体组织切片中,确定出扁桃体形成的质量变化(IgG 占优势),如能确定这种变化主要位于隐窝-淋巴间质内(后者在正常情况下没有这种功能),就有充分依据证明在腭扁桃体内有潜在性或活动性病灶存在。

五、诊断

(1)有急性扁桃体炎反复发作史。
(2)扁桃体及腭舌弓慢性充血。
(3)扁桃体表面不平,有瘢痕或黄白点状物,挤压时有分泌物从隐窝口排出。

六、临床表现

主要症状是反复发作急性扁桃体炎,也有部分患者无明显急性发作史,表现为经常咽部不适、异物感、发干、痒、刺激性咳嗽、口臭等症状。儿童过度肥大的扁桃体可引起呼吸、吞咽、语言障碍。若伴有腺样体肥大可引起鼻塞、鼾声及卡他性中耳炎症状。由于经常咽下分泌物及隐窝中的细菌毒素,可致消化不良、头痛、乏力、低热等症状。

检查可见扁桃体慢性充血,扁桃体表面不平,瘢痕,与周围组织有牵连,有时可见隐窝口封闭,呈黄白色小点,其上盖有菲薄黏膜或粘连物。隐窝开口处可有脓性分泌物或干酪样分泌物,挤压时分泌物外溢。腭舌弓及腭咽弓充血,下颌淋巴结肿大。

七、并发症

扁桃体隐窝内细菌和毒素可形成病灶感染,发生变态反应,产生各种并发症,如风湿性关节炎、风湿热、心脏病、急性肾炎等。

儿童扁桃体及增殖体肥大可能引起慢性上呼吸道梗阻,影响儿童发育,以及面容改变,胸骨畸形,还可导致肺心病,甚至左心衰竭。

八、治疗

扁桃体切除术为有效疗法,其他如隐窝冲洗、电烙、免疫疗法等疗效尚不确定,只对手术禁忌者可采用。

(一)适应证

(1)慢性扁桃体炎反复急性发作。

(2)有扁桃体周围脓肿病史者。

(3)扁桃体过度肥大,妨碍吞咽、呼吸,导致营养障碍者。

(4)风湿热、肾炎、关节炎、风心病等患者,疑扁桃体为病灶者。

(5)因扁桃体、增殖体肥大,影响咽鼓管功能,造成慢性分泌性中耳炎,经保守治疗无效者。

(6)白喉带菌者,经保守治疗无效者。

(7)不明原因的长期低热,而扁桃体又有慢性炎症存在时。

(8)各种扁桃体良性肿瘤,对恶性肿瘤则应慎重选择病例。

(二)禁忌证

(1)急性扁桃体炎发作时,一般不施行手术,需炎症消退后3~4周方可手术。

(2)血液病,高血压,代偿机能不全的心脏病,活动性肺结核等均不宜手术。

(3)风湿热及肾炎等全身症状未控制时不宜手术。

(4)脊髓灰质炎及流感,妇女月经期暂时不宜手术。

(三)术前准备

(1)认真询问病史及体格检查,特别注意有关出血病史的询问及出血凝血机制的检查。

(2)血、尿、便常规,出凝血时间。

(3)胸透、心电图检查,全麻者,肝、肾功能检查。

(4)全麻者术前禁食,采用局麻者,术前酌情进少量饮食或禁食。术前半小时皮下注射阿托品。患者紧张者可服镇静剂。

(四)手术方法

1.剥离法

(1)麻醉及体位:采用局部麻醉者,取坐位或半坐位,咽反射敏感者可于咽部喷1%丁卡因,再以1%普鲁卡因(加1:1 000肾上腺素)于腭舌弓及腭咽弓黏膜下及扁桃体外侧包膜周围浸润麻醉。

（2）操作步骤。①切口：用扁桃体钳夹持扁桃体向内、上牵拉，暴露腭舌弓游离缘与扁桃体之间黏膜皱襞，以弯尖刀切开此处黏膜，并向后切开腭咽弓与扁桃体间部分黏膜。②剥离：用血管钳或剥离器插入腭舌弓切口，并向上、后将扁桃体上极游离，然后用扁桃体钳夹持扁桃体上极，再以剥离器由上向下将扁桃体在其被膜外下周围组织分离，直至其下极。③切除扁桃体：将扁桃体圈套器的钢丝套住扁桃体，同时将扁桃体向上提，钢丝向下压，收紧钢丝圈，绞断扁桃体下极根蒂部分，将扁桃体完整切除下来。④止血：切除扁桃体后立即用大棉球压迫扁桃体窝进行止血，见有血管出血，给予结扎。最后用腭弓拉钩牵开腭舌弓，充分暴露扁桃体窝进行检查，如出血已完全停止，且无残余扁桃体组织，一侧手术即告完毕。用同法切除对侧扁桃体。

全身麻醉时，患者仰卧头后仰位，肩下垫一小枕，摇低手术床，使头部稍低于胸部，避免术中将血液吸入气道。置入开口器，注意勿压伤舌及口唇，勿压落牙齿。

2.挤切法

（1）麻醉：全麻或局麻。

（2）操作：患者取仰卧或坐位，助手将其头部固定，置入开口器后，手术者以压舌板压舌，暴露扁桃体下极，右手持挤切刀，从扁桃体下极套入，再转动刀环，使其位于扁桃体和腭咽弓之间，将扁桃体后面及上极套入，并向腭舌弓方向提起，这时扁桃体在腭舌弓下隆起成一"包块"，即用左手拇指或食指将"包块"挤压入环内，随即收紧刀柄，推动刀杆前进，使刀片切入刀环的尽端，以迅速有力的扭转及提拔动作切下扁桃体。以同法切除对侧扁桃体。助手迅速将患者头部侧转，使其将血吐出。止血方法同剥离法。

（五）术后处理

（1）患者均采用侧卧位。局麻嘱患者将口中分泌物顺口角流出，不要咽下，以便观察是否有出血。全麻患者未苏醒前应注意其是否有吞咽动作，若有，应检查是否有出血。

（2）术后3 h可进流食，6 h后可用盐水漱口。创口痛时，颈部可冷敷。

（3）术后第二天，创面出现一层白膜，是正常反应。白膜于手术后5～7天开始脱落，创面形成肉芽，表面上皮开始生长。如白膜呈污灰色，应注意有感染可能，可用抗生素及用0.5%～1%双氧水溶液漱口。

（六）手术并发症及其处理

1.出血

手术后24 h内的出血为原发性出血，较多见，多发生在术后6 h内，可能是手术欠细致，遗留残体或止血不彻底，或是麻醉剂中肾上腺素的血管收缩作用消失后血管扩张之故；也可能是原已出血的小出血点，因咽部活动，咳嗽或血压一时性增高等原因引起出血；凝血酶原含量降低，天气骤然变化，也可促使术后出血。继发性出血，常发生于手术后5～6天，主要是白膜开始脱落时，因咽下硬食擦伤发生出血，若加注意可以防止。如属继发性感染性出血，则应加强处理，如抗感染等。

（1）扁桃体窝内若有血块，应予取出，用纱布球加压10～15 min。检查出血点时应注意扁桃体窝上下方隐蔽处，下方近舌根处及腭舌弓后面是否有出血点。若有明显出血点，用血管钳夹住结扎止血。

（2）弥漫性渗血，可用止血粉，吸收性明胶海绵贴附压迫于出血处。无效时可用消毒纱球填压在扁桃体窝内,将腭舌弓及腭咽弓缝合 3～4 针,纱布留置在扁桃体窝内 24 h。

(3)有时患者将血咽下,积存于胃内未被察觉,到达相当数量后,有时可突然呕出大量血性物,患者出现脉搏频数、面色苍白、出冷汗等早期休克现象,应采取补液、输血及止血等措施,积极抢救。

(4)手术损伤颈内动脉:极少见,如处理不及时可导致大出血死亡。手术中剥离扁桃体时应紧贴扁桃体被膜外剥离,分离不宜过深,对粘连组织切忌用刀、剪切割。一旦不幸发生,立即压迫止血,并自颈外行颈内动脉缝合术。

2.伤口感染

患者抵抗力低下,术中无菌操作不严或术后出血可合并伤口感染。表现创面不生长白膜,或白膜污秽而不完整,咽部充血、肿胀、咽痛较重,有时伴有发热。应用足量抗生素及 0.5%～1%过氧化氢漱口。

3.并发症

此外还可并发肺脓肿、支气管肺炎、肺不张、颈深部脓肿或蜂窝织炎、呼吸道异物等。

九、注意事项

(1)临床上为记录方便,可将扁桃体的外形大小分为 3 度,但扁桃体的大小不能作为炎症的指征,因为儿童有生理性肥大,成人多萎缩。

(2)对于病灶型扁桃体炎的诊断,要注意全身性疾病的发作或加重与扁桃体炎发作之间的联系,以及有关实验室检查结果。

第三节　扁桃体周围脓肿

扁桃体周围脓肿是扁桃体周围间隙内的化脓性炎症。早期为蜂窝织炎,常继发于急性化脓性扁桃体炎,称扁桃体周围炎,继之形成脓肿,称扁桃体周围脓肿。好发于青壮年,多为单侧。主要致病菌为金黄色葡萄球菌、乙型溶血性链球菌等。前上型脓肿位于扁桃体上极与腭舌弓之间。后上型脓肿在扁桃体和腭咽弓之间,较少见。

一、病因

本病常继发于急性扁桃体炎或慢性扁桃体炎急性发作。由于扁桃体隐窝,特别是扁桃体上隐窝被堵塞,引流不畅,感染向深层发展,穿透扁桃体被膜,侵入扁桃体周围间隙而引起。常见致病菌多为溶血性链球菌或金黄色葡萄球菌。多见于成年人。

二、病史采集

1.现病史

有无体温上升、咽痛,有无放射至耳及颈部,有无吞咽疼痛、吞咽困难、张口困难、语言不清、音调改变。

2.过去史

既往有无急性扁桃体炎或慢性扁桃体炎病史。

三、体格检查

可见咽黏膜充血,患侧软腭充血肿胀显著,脓肿常见于扁桃体上极与腭舌弓之间。该处明显隆起,软腭及悬雍垂被推向对侧。若脓肿位于扁桃体上极及腭舌弓之间,则腭舌弓上方隆起,扁桃体被遮盖且被推向内下方。若位于扁桃体与腭咽弓之间,则腭咽弓隆起,扁桃体被推向前下方。患侧颈及下颌淋巴结肿大。

四、辅助检查

脓肿穿刺可以确定诊断。

五、诊断

(一)诊断要点

根据症状及体征诊断不难。待发病4~5天时,咽痛剧烈和局部隆起明显,此时在最隆起处试验性穿刺抽脓可明确诊断。

(二)鉴别诊断

1.咽旁脓肿

咽旁脓肿为咽旁间隙的急性化脓性炎症,肿胀部位在一侧颈外下颌部,伴有压痛,病侧扁桃体和咽侧壁被推向中线,但扁桃体本身无病变可见。

2.智齿冠周炎

智齿冠周炎多发生在下牙槽内侧,牙冠上覆盖肿胀组织,红肿可波及腭舌弓,但扁桃体和悬雍垂一般不受波及。

3.急性白血病

急性白血病有时咽喉部呈急性炎症现象,但疼痛轻,局部有出血坏死,牙龈部亦有出血灶,根据血象和骨髓象可得确诊。

4.扁桃体恶性肿瘤

扁桃体恶性肿瘤多见于成人。单侧扁桃体肿大,局部炎症不明显,质硬,表面光滑或有溃疡,或呈菜花状,早期临床症状不明显。早期易颈淋巴结转移,局部活检即可确诊。

六、临床表现

在扁桃体急性发炎3~4天后,发热仍持续不退或又加重,体温上升达39℃以上,咽痛加剧,吞咽时尤甚。常限于患侧,可放射至耳及颈部,其主要特点为吞咽疼痛、吞咽困难、唾液外流、张口困难、语言不清、音调改变、体质衰弱。病情严重时患者头偏向患侧,不易转动。语言时似口含物不清,口不能张大,口内有多量黏稠唾液沿口角外流。

七、治疗

在脓肿尚未形成时,其治疗与急性扁桃体炎相同,包括全身应用抗生素、颈部理疗、漱口等。脓肿已形成则应行切开引流术,在1%丁卡因表面麻醉下,在隆起处穿刺有脓处,切开黏膜及黏膜下组织,长约1 cm,再插入扁桃体血管钳进入脓腔,扩张切口,排出脓液,不放置引流物,以后每日可再行扩张一次,直至脓液排尽。

脓肿位于前上方者,如果不易确定切口部位,可沿悬雍垂根部做一假想水平线,再于腭舌弓游离缘的下端做一假想垂直线,于此两线交点处切开。

脓肿位于后上方者,则在腭咽弓处切开,用血管钳扩大切口排脓。

本病易复发,为防止复发,应行扁桃体切除术。可在急性炎症消退后二周行扁桃体切除术。也可在抗生素控制下,在穿刺抽脓后即时行扁桃体切除术,其优点为排脓通畅,恢复快。

第四节　声带息肉

声带息肉好发于一侧声带的前、中1/3交界处边缘,为半透明、白色或粉红色表面光滑的肿物,多为单侧,也可为双侧,是常见的引起声音嘶哑的疾病之一,也是喉部常见疾病之一,是慢性炎症的一种。临床上将声带息肉分为两型:一是局限性声带息肉,表现为声带边缘前、中1/3交界处有表面光滑半透明、带蒂的新生物;二是广基息肉样变。

一、病史采集

1.现病史

应注意询问患者是否有不同程度的声哑、喉鸣及呼吸困难。有无喉部不适、干燥感。有无喉部分泌物增加。有无咯痰,并注意了解痰液性状。

2.过去史

应注意询问有无上呼吸道感染、慢性咽炎病史。

3.个人史

应注意询问职业情况,本病多见于职业用声或过度用声的患者,如教师、商店营业员、纺织厂的职工。

二、体格检查

喉镜检查:在声带一侧前、中1/3交界处边缘,呈灰白色或淡红色光滑的赘生物,有蒂或广基或弥漫性声带边缘呈灰白色腊肠状肿块。

三、辅助检查

一般检查以尿常规检查、血液常规检查为主。有肿瘤可疑者应做组织病理、咽喉镜、耳鼻咽喉的 CT 检查。

四、诊断

(一)诊断要点

(1)较长时间声嘶,其程度和息肉大小及部位有关,通常息肉大者声嘶重,反之声嘶轻。息肉长在声带游离缘处声嘶明显,长在声带表面对发声的影响小,广基大息肉可引起失音。

(2)声带息肉大者可以堵塞声门引起吸气性喉喘鸣和呼吸困难。

(3)喉镜检查可见一侧声带前、中 1/3 附近有半透明、白色或粉红色的肿物,表面光滑可带蒂。带蒂的息肉有时随呼吸上下活动。少数患者可出现整个声带弥漫性息肉样变。

(二)鉴别诊断

1.喉癌

有的喉癌外表光滑,故有怀疑时需做病理检查鉴别。

2.喉室脱垂

喉室脱垂为喉室黏膜向外脱出引起,检查肿块来自喉室。

五、治疗

(1)早期可用噤声、消炎、激素、雾化吸入、理疗等治疗。

(2)保守疗法无效,可做手术切除:①纤维喉镜下手术,适用于小的息肉。②间接喉镜下切除,手术简单易行。③直接喉镜下切除,用于间接喉镜失败者。④悬吊喉镜下切除,用于息肉比较大,局麻效果不满意的患者。

(3)术后进行发音训练。

六、注意事项

(1)手术前后应酌情用抗生素及类固醇激素。

(2)疑似早期喉癌者应早期切除送病理检查。

(3)声带息肉早期治疗得当,部分可以消除,但息肉已经形成者需手术治疗。

(4)手术治疗预后较好,但形成瘢痕影响发音者约占 20%,术后复发者约占 25%。

第五节　喉痉挛

喉痉挛可见成人喉痉挛和小儿喉痉挛。

一、成人喉痉挛

成人喉痉挛是由喉内肌在病因作用下发生的肌肉运动异常,影响呼吸功能。

（一）病史采集

1.现病史

应注意询问患者是否有咳嗽、咯痰，注意询问咳嗽的时间、性质和痰液的性质。有无声嘶、喉鸣、喉部干痒、疼痛、发热、畏寒、疲倦、食欲不振、呼吸困难、发绀等。

2.过去史

应注意询问有无急性咽炎、鼻炎等病史。有无感染病史、结核病史等。有无中枢神经系统病变史。有无肿瘤史及手术史。

3.个人史

有无异物及放射线或有害刺激气体接触史等。

（二）体格检查

由局部刺激引起的喉反射性痉挛较常见，会发现咽喉部有异物，或喉部炎症刺激、变态反应、麻醉不良的气管插管、喉部检查和治疗及刺激性气体的吸入引起痉挛。常见颈部及纵隔淋巴结肿大。

（三）辅助检查

一般不需要特殊辅助检查。

（四）诊断

1.诊断要点

突然发作性呼吸困难，以吸气性梗阻伴喉喘鸣为主要症状。呼气时无梗阻及喘鸣。患者有窒息感，惊慌失措。但为时短暂，常在一次深吸气后自行缓解。在发病过程中患者神志清醒。首次发作后常有多次不定期发作。

2.鉴别诊断

应注意与咽喉肿瘤、颈部肿瘤、肺尖部结核、延髓麻痹、癫痫大发作、狂犬病、破伤风等疾病相鉴别。

（五）治疗

病因治疗，对于局部刺激或喉返神经受刺激引起的喉痉挛，症状缓解后应针对病因治疗。对中枢神经系统疾病引起者，在与相关专业配合治疗病因的同时适时地做气管切开术，发作时吸入亚硝酸异戊酸或亚硝酸甘油片含于舌下可缓解症状。

（六）注意事项

如能确诊为神经官能性喉痉挛，告知患者勿惊恐躁动，保持镇静，常在深吸气后可逐渐缓解，发作时喝热饮或热敷、拍打颈背部也能缓解。

二、小儿喉痉挛

小儿喉痉挛又称蝉鸣性喉痉挛、痉挛性喘鸣、痉挛性哮吼等。因喉肌痉挛声门闭合而产生的喘鸣声。多见于3岁以下婴幼儿。

（一）病史采集

1.现病史

应注意询问患者是否有喉鸣、手足抽搐、神志不清、呼吸暂停、呼吸困难。有无喉部不适、干燥感。有无喉部分泌物增加。有无咯痰,并注意了解痰液性状。有无发热、发绀。

2.过去史

应注意询问有无咽及气管、支气管病史。有无胃肠道疾病史。有无上呼吸道感染病史。有无手术史。

3.个人史

有无甲状旁腺分泌不足或血钙过低。

（二）体格检查

发作时检查患者有吸气性呼吸困难及喉喘鸣、面色发绀、三凹征阳性;发病后检查喉部正常。

（三）辅助检查

一般不需要特殊辅助检查。

（四）诊断

1.诊断要点

根据突然发病,骤然缓解,无声音嘶哑,无发热,仅有吸气性呼吸困难及喉喘鸣可做出诊断。

2.鉴别诊断

应注意与咽喉肿瘤、肺尖部结核、延髓麻痹、癫痫大发作、狂犬病、破伤风等疾病相鉴别。

（五）治疗

发作中要松解衣领,冷水洗面部、拍击臀部等可使痉挛消退。严重者可吸氧。窒息的行人工呼吸,一般不做气管切开术。在症状缓解后针对病因治疗,如补充钙剂,加强营养,防治呼吸道及消化道疾病等。

第六节 喉感觉神经麻痹

一、喉部感觉缺失

喉部感觉缺失是因喉上神经内支的病变所造成的喉部感觉性麻痹。

（一）病史采集

1.现病史

应注意询问患者是否有声嘶、声哑。是否有咳嗽、咯血、咯痰,并了解痰液的性状。是否有吞咽困难、呼吸困难。

2.过去史

应注意询问有无咽及气管、支气管病史。有无上呼吸道感染、慢性咽炎病史。有无手术史。

3.个人史

应注意询问有无吸烟史,并记录吸烟的每日支数及吸烟年数。有无长期吸入有害气体或粉尘接触史。

（二）体格检查

吞咽障碍及误吸，饮食困难。单侧者，症状较轻微，易被代偿；双侧者，症状明显，但也可逐渐代偿。

（三）辅助检查

间接喉镜或直接喉镜检查。

（四）诊断

（1）突发性喉感觉神经麻痹可引起吞咽障碍及误吸，饮食困难。

（2）在间接喉镜或直接喉镜下探触喉黏膜无刺激咳嗽，恶心反射消失。

（五）治疗

单侧喉感觉神经麻痹，易被代偿，不需特殊治疗。双侧性感觉神经麻痹，患者咽下困难，误吸严重，可先给鼻饲，查病因，对因治疗。应鼓励患者加强饮食锻炼，最终也可代偿。

二、喉部感觉过敏及感觉异常

喉部感觉过敏是指喉部黏膜对各种刺激的敏感度增强，而感觉异常是喉部有瘙痒、烧灼、疼痛或异物感等多种不正常的感觉。

（一）病史采集

1.现病史

应注意询问患者是否有不同程度的声哑，喉鸣及呼吸困难。有无喉部不适、干燥感。有无喉部分泌物增加。有无咯痰，并注意了解痰液性状。

2.过去史

应注意询问有无上呼吸道感染、慢性咽炎病史。有无咽及气管、支气管病史。有无喉部肿瘤史及手术史。

3.个人史

应注意询问有无吸烟史，并记录吸烟的每日支数及吸烟年数。有无酗酒史，并了解其每日量及喝酒年数。有无长期吸入有害气体或粉尘接触史。女性要了解月经史。

（二）体格检查

间接喉镜检查时见喉黏膜略充血，或无异常发现。

（三）辅助检查

一般不需特殊检查。

（四）诊断

1.诊断要点

（1）患者常诉喉内不适感及不同程度的疼痛感、异物感，咳嗽增多以试图清除分泌物，有时有反射性呛咳。

（2）间接喉镜检查时见喉黏膜略充血，或无异常发现。

（3）排除其他器质性病变，如耳、鼻、口腔等部位有无病变。

2.鉴别诊断

应排除其他器质性病变，如耳、鼻、口腔部位有无病变，咽后壁、梨状窝、食道、喉内等部位及邻近部位有无早期肿瘤。

（五）治疗

仔细检查耳、鼻、咽、喉及食管各部位，排除这些部位的器质性病变后，告知患者未患肿瘤，解除患者顾虑，针对病因治疗，调整生活习惯，注意卫生、加强营养、适当体育锻炼、增强体质、提高身体健康状况。

第七节　喉乳头状瘤

喉乳头状瘤是喉部最常见的良性肿瘤，国内外占喉部良性肿瘤的比例均为 70％ 左右。喉乳头状瘤的性别分布差别不大，可发生于任何年龄，10 岁以下儿童更为常见。儿童的喉乳头状瘤较成人生长快，多发倾向，易复发。儿童患者随年龄增长有自限趋势。成人患者则容易发生恶变。对成人的喉乳头状瘤应密切观察，特别是多发性患者或屡次复发者，必须反复进行切片检查，以免贻误。

一、病史采集

1.现病史

应注意询问患者是否有声嘶、干咳、喉鸣。有无呼吸困难、吞咽困难。

2.过去史

应注意询问有无咽及气管、支气管病史。有无病毒感染史。有无上呼吸道感染、慢性咽炎病史。有无手术史。

3.个人史

应注意询问有无吸烟史，并记录吸烟的每日支数及吸烟年数。有无长期吸入有害气体或粉尘接触史。

二、体格检查

成年型者病程发展较缓慢，常见症状为进行性声嘶，肿瘤大者甚至失音，亦可出现咳嗽、喉喘鸣、呼吸困难。儿童型者常为多发性，生长较快，进行性加重的声嘶，甚至失音，由于儿童喉腔狭小，肿瘤生长较快，且倾向于多发性，故易发生呼吸困难。

三、辅助检查

怀疑肿瘤者应做组织病理、咽喉镜、耳鼻咽喉的 CT 检查。一般检查包括尿常规检查、血液常规检查。

四、诊断

(1)诊断多无困难，根据病史进行喉镜检查，并进行活组织检查即可确诊。

（2）凡儿童出现长期声哑，有呼吸困难或患儿母亲在怀孕及分娩期生殖器有尖锐湿疣病史者，应考虑本病。

（3）儿童者基底广，常发生于声带、室带及声门下区，亦可蔓延至咽及气管，于喉镜下见淡红或暗红色，表面不平，呈乳头样增生肿物。

（4）成人患者以带蒂为多，肿瘤呈灰白、淡红或暗红色。表面常为桑葚状，或表面粗糙不平。肿瘤带蒂可随呼吸气流上下活动。成人乳头状瘤经多次摘除而复发者，要注意恶变。

五、治疗

在支撑喉镜下，用喉钳咬除肿瘤是常用的手术方法。儿童患者极易复发，常需反复多次手术。喉裂开术适用于成人复发者，手术中应注意准确切除肿瘤，避免损伤正常黏膜，以免乳头状瘤复发、播散和发生喉狭窄。儿童不宜行喉裂开术。对有呼吸困难的儿童患者，为避免肿瘤向声门下及气管蔓延，亦尽可能通过支撑喉镜将肿物切除，使呼吸道通畅，尽可能不行气管切开。

近年来，通过显微支撑喉镜用二氧化碳激光切除肿瘤取得了良好的效果。在纤维喉镜下以Na^+YAG激光切除喉乳头状瘤亦取得了满意的疗效。手术安全、创伤小、恢复快、功能好，无需行气管切开术，儿童及成人均适宜。药物疗法，如雌激素、金霉素、鸦胆子油及各种疫苗疗法只起到辅助作用。有报道应用干扰素和其他抗病毒药物治疗喉乳头状瘤在临床上取得较好的疗效。

六、注意事项

预防上呼吸道病毒感染，禁烟、酒。中老年反复复发患者应警惕癌变。

第八节　喉部恶性肿瘤

喉部恶性肿瘤是喉部原发性肿瘤，可由局部向周围扩展，或向区域淋巴结转移，也可转移至远处脏器，以上皮癌最多，次为腺癌，肉瘤最少。

喉癌是头颈部常见的恶性肿瘤之一。常发生于男性、老年人，与长期烟、酒刺激及空气污染有关。近年喉癌有上升趋势。以鳞状细胞癌最为多见，其次为基底细胞癌、腺癌等。根据肿瘤所在的部位分为声门上型、声门型和声门下型。

一、病史采集

1.现病史

应注意询问患者是否有声嘶，严重者是否有失音。有无喉痛、喉鸣、咳嗽、咯血等症状。严重者有无吞咽困难、呼吸困难。有无颈部淋巴结肿大。

2.过去史

应注意询问有无急性、慢性喉炎史。有无淋巴结肿大史。有无喉部良性肿瘤病史。有无其他喉部疾病史。

3.个人史

应询问患者有无吸烟史,并记录吸烟的每日支数及吸烟年数。有无饮酒史。有无长期吸入有害气体或粉尘接触史。还应注意询问职业情况,本病多见于接触铜、铝、铬或铅等金属的工人。

二、体格检查

注意声嘶及呼吸困难等症状。观察喉体外形,颈侧及喉前有无可触及的淋巴结,并注意其大小、硬度及活动度,甲状腺的大小及质地,喉体与颈椎摩擦感是否存在等。

三、辅助检查

一般患者以咽喉镜、心电图、病变部位组织穿刺活检、血肌酐、血尿素氮(BUN)、耳鼻咽喉的 CT 检查、尿常规、血液常规检查为主。疑难者可行鼻咽部的 MRI 检查。

四、诊断

(一)诊断要点

1.临床表现

(1)声嘶为声带癌早期症状,声门上、下型癌的晚期症状,晚期者可完全失音。

(2)呼吸困难和喉鸣为喉癌晚期症状。

(3)喉痛。

(4)吞咽困难。

(5)咳嗽和咯血。

(6)颈淋巴结转移者可出现颈部肿块。

40 岁以上男性患者有上述症状者,以及出现不明原因声嘶者要警惕喉癌。

2.喉癌的症状

因癌肿发生的部位及病变程度不同而有不同的临床表现。声嘶和吞咽痛是主要症状,吞咽障碍也是常见症状,咳嗽、咯血、喘鸣、呼吸困难和颈淋巴结肿大是晚期癌的症状和体征。喉癌早期发现和正确分期对患者的生存率及发声功能的保存至关重要。

(1)声门上型:早期症状不明显,病情进展快时出现咽部异物感及吞咽不适感,癌肿表面溃烂后,有咽喉疼痛并向耳部放射,影响进食。晚期肿瘤侵蚀血管后,则痰中带血或有臭痰咳出。侵及声带、室带、杓状软骨或声门旁间隙时,出现声嘶,因癌肿阻塞出现呼吸困难,晚期累及下咽、会厌谷及舌根出现吞咽困难,颈淋巴结肿大。对中年以上患者,咽喉出现持续的任何不适感,都必须重视。

声门上区的癌肿多发于会厌喉面根部,次之为室带及杓会厌襞。由于淋巴组织丰富,声门上区癌较易发生局部淋巴结转移,其发生率在 25%～50%。在声门上区癌中,肿瘤原发部位的差异发生率也有所不同,上喉区的癌与下咽癌相似更易发生颈淋巴结转移。

(2)声门型:声带癌好发于声带前 1/3 和中 1/3 交界处,很小的肿瘤就可以影响声带的闭合,所以早期即出现声嘶。声带部淋巴管较少,所以肿瘤发展较缓慢。有时声嘶症状持续一段时间容易忽略为其他喉病。凡40岁以上,声嘶超过3周,经发声休息和一般治疗不改善者,必须仔细做喉镜检查。肿瘤逐渐增大时,影响到声门前后联合,甚至杓区的运动,出现较重的声嘶及咳嗽。至癌肿表面糜烂则痰中带血,但少有大咯血。晚期疼痛并有吞咽困难,甚至阻塞性呼吸困难。肿瘤局限于声带时极少有颈淋巴结转移,晚期向声门上下区发展,或出现颈侧淋巴结或喉前、气管前淋巴结转移。

(3)声门下型:该区发生病变较隐蔽,早期症状不明显,常规喉镜检查不易发现。如癌肿向上发展侵犯声带,影响声带运动及声门闭合,则声音嘶哑,用前联合喉镜或纤维喉镜检查可窥及声带边缘及前连合可显露部分。癌肿溃烂时则可发生咳嗽及痰中带血。肿瘤继续长大,还可伴有呼吸困难。位于声门下区后壁的癌肿可向食管前壁浸润;肿瘤向前则可穿破环甲膜至颈前肌层;向两侧可累及甲状腺;向下发展可蔓延至气管。该型癌肿常有环甲膜及气管旁淋巴结转移。对不明原因的吸入性呼吸困难、咯血者,应仔细检查声门下区和气管。

(4)贯声门癌:为喉癌的一种表现形式。原发于一侧喉室,肿瘤位置深而隐蔽,喉镜检查不易发现。常见症状为声嘶。连续切片观察见贯声门癌以广泛浸润声门旁间隙为特点,癌在黏膜下浸润扩散,而黏膜表面相对完整,在喉镜下活检阳性率极低。可经声门旁间隙侵及甲状软骨翼板和环甲膜,向前经前联合腱侵及甲状软骨,向后达梨状窝。

3.喉镜检查(间接喉镜或直接喉镜或纤维喉镜)

可确定肿瘤部位、大小、形态、范围。肿瘤呈菜花状、结节状、肿块状。可有糜烂、溃疡、坏死及假膜。声带活动受限或固定。

4.活组织检查

采集喉部细胞图片查癌细胞或活组织检查。

(二)鉴别诊断

1.喉结核

该病主要症状为声嘶及喉部疼痛,声音哑而低沉,疼痛较剧烈,常妨碍进食。检查可见喉黏膜苍白水肿,有浅溃疡如虫蚀状,覆有脓性分泌物。病变多发于喉的后部,声带运动不受限,极少出现呼吸困难。胸部X线片、痰内结核分枝杆菌、喉部活检均为重要鉴别诊断依据。

2.喉乳头状瘤

喉乳头状瘤的病史较长,乳头状瘤有单发与多发之分,有带蒂与广基两种,外表粗糙呈淡红色。而喉癌多为单发,极少带蒂。乳头状瘤仅在黏膜层,无声带运动障碍。喉乳头状瘤可有部分恶变,需多次活检方能确诊。

3.喉角化病

该病主要症状为声嘶,病程长而进展缓慢,一般认为系喉癌前期病变,喉镜下可见喉内为扁平或疣状白色斑块,需多次活检和长期随访。

4.喉息肉

典型息肉与喉癌不难区别,对出血性息肉与增生性息肉需行活检。

5.接触性溃疡

有时会误认为是溃疡性癌肿,但接触性溃疡好发于声带后部、声带突部,多对称发病,病程亦较长,局限而不扩大,时好时坏,活检为坏死性炎性组织。

6.喉室脱出或喉气囊肿

主要与喉室癌相鉴别,该病表面均光滑、无溃疡。X线片表现为含气空腔并有部分黏液,活检常可诊断。

7.声带瘫痪

对不明原因的声带瘫痪应注意声门下癌的可能,应检查排除。

8.喉淀粉样瘤

该病为良性炎性肿物,根据发病部位可影响声带运动,出现呼吸困难。斑块表面光滑、质地较癌为硬,外观十分相似,需活检以确诊。

9.喉软骨瘤

好发于环状软骨内侧面,甲状软骨及杓软骨极少发生,黏膜表现光滑,质地较硬,肿瘤长大时常伴呼吸困难,CT扫描或活检可以诊断。

10.喉梅毒

声嘶但有力,喉痛较轻。有性病史,康华氏反应阳性。病变多位于喉的前部,黏膜红肿,常有梅毒瘤,继而出现较深的溃疡,愈合后可形成较深的瘢痕粘连,造成喉畸形。活检可证实。

五、治疗

对喉的胚胎发育、喉的解剖及喉癌的病理生理特性等方面深入研究,为喉癌的喉部分切除术提供了理论依据。国内外众多学者对临床上喉部分切除术和喉全切除术的疗效进行了分析研究,均证明喉部分切除术的5年生存率高于全喉切除术,说明喉部分切除术对喉癌至少与全喉切除术有相同的根治作用。

（一）手术治疗

1.喉部分切除术

喉部分切除术是对喉癌在彻底切除的基础上,将喉的正常部分安全地保存下来,并经过整复恢复喉的全部或部分功能的手术。就5年治愈率而言,只要严格掌握手术适应证,喉部分切除术的临床效果及肿瘤学效果都是比较理想的。避免了因喉全切除所致的患者丧失发音功能给生活和工作上带来的不便,能提高患者的生存质量。喉部分切除术必须能彻底切除病变组织,因此适应证选择要求甚严,手术操作需很精细。视肿瘤原发部位的不同,而有各种不同的手术方法,分为两大类,即垂直和水平喉部分切除术。

（1）喉裂开声带切除术:适用于局限一侧声带膜部癌,向前未累及前联合,向后未累及声带突,声带活动正常者。切除范围包括患侧声带(自前联合至杓状软骨声带突)即声带膜部,将黏膜切缘直接对位缝合修复即可。

（2）垂直喉前及前侧位部分切除术。

1)垂直喉前部分切除术适应证:前联合癌或前联合癌累及双侧声带前端者;声带前端癌累及声带前联合者。

手术主要步骤:将环甲膜横行切开1.5～2 cm;将甲状软骨距正中线5 mm处纵行切开至内软骨膜;切除癌肿时先牵开环甲膜切口观察喉内病变范围,依癌肿累及双侧声带前端的范围,于距癌肿 1 cm 处纵行切开喉内黏膜及声带,沿癌肿上、下各距癌肿边缘 1～1.5 cm 切开黏膜及黏膜下组织,将癌块整块切除。缝合时将两侧声带前端缝合固定成新的前联合,甲状软骨对位缝合。

2)垂直前侧位部分切除术适应证:一侧声带癌向前接近、累及或超越前联合或累及对侧声带前端者;声带癌累及喉室及室带下部者;声带癌向声门下延展不超过 10 mm 者。

手术主要步骤:正中分开胸骨舌骨肌,正中切开甲状软骨外软骨膜并向外后方分离,将甲状软骨外软骨膜切缘上同侧胸骨舌骨肌内缘间断缝合,如此即制成双蒂肌软骨膜瓣待用。偏健侧行甲状软骨切开,并在偏健侧切开喉腔软组织。观察喉内病变。将甲状软骨与内软骨膜分离,向上超过室带平面,向下达声门下环状软骨内侧面向后达披裂软骨声带突。用锐刀自癌肿周边 1～1.5 cm 正常黏膜之外切除整块癌肿,残边送冰冻病理,发现有可疑,应扩大切除范围,以保证足够的安全缘。将预制的胸舌骨肌软骨膜瓣向外 1.5～2 cm 处纵行切开上下长为 1.5 cm 左右,将残存的甲状软骨板从此裂缝中拉出,该双蒂肌膜瓣被翻转入喉内,填补缺损处,并将该修复物边缘与喉内切缘对位缝合,前缘与健侧前缘缝合,即关喉。注意移入的双蒂肌膜瓣不可过于厚,以防臃肿。

3)声门上横位切除术适应证:声门上区癌波及软骨和声带,未侵及前联合;局限的会厌、室带或杓会厌襞前部癌,声门上区癌累及一侧披裂黏膜,但声带活动仍正常者可行扩大的声门上横位切除术。

手术主要步骤:自舌骨切断舌骨下带状肌群,并下翻,显露甲状软骨及上角。沿甲状软骨上缘切开外软骨膜向下剥离 1.5 cm,切除部分甲状软骨翼板,自一侧披裂剪向喉室,并沿喉室水平向前达前联合,同法切开对侧,双侧在声带前联合上方相遇。整块标本切除后,将梨状窝内侧黏膜切缘与披裂及喉室黏膜切缘间断缝合以修复创面。将所剩下半喉上牵,固定数针与舌骨或舌根,关闭切口。

4)喉次全切除术。①垂直侧前位喉次全切除术适应证:声门癌累及一侧声带全长、前联合和(或)对侧声带前 1/3,向声门下延展不超过 15 mm 和后部 3～4 mm 及声带活动受限者。切除范围包括患侧半喉及对侧声带膜部大部分,上至全部会厌前间隙及会厌谷,下至环状软骨下缘甚至部分气管和甲状腺。②垂直前位喉次全切除术适应证:前联合癌向两侧扩展累及双侧声带前 1/3 而肿瘤未超过甲状软骨范围,双侧声带活动正常者。

以上两类喉次全切除,因组织缺损多,修复方法有如下两种。①颈双肌皮瓣整复术:手术主要取皮肤横切口。当癌肿切除后,根据喉部缺损范围,切制两个横向平行、蒂在两侧的长方形皮瓣 3 cm×4 cm。皮瓣包括皮下组织及颈阔肌,以保持足够血运,将下皮瓣置于喉腔内与同侧黏膜切缘缝合,尽量覆盖环状软骨上暴露处;上皮瓣置于喉腔内与该侧黏膜断缘及会厌断缘缝合。于每侧皮瓣相当于前联合的外侧 0.5 cm 做垂直半切口,向内外侧切制半厚皮瓣,形成宽 0.5 cm 创面,将双侧向内向外的半厚皮瓣断缘分别对位缝合,形成新的"前联合"。②会厌下移整复术:适用于声门区癌超越前联合累及对侧声带前 1/3,未累及会厌,彻底切除肿瘤后有一侧杓状软骨正常者。切除肿瘤后,剪开舌会厌韧带,循会厌舌面分离会厌舌面的黏膜直达会厌尖处,注意保持舌会厌襞黏膜的完整。将会厌下拉嵌入残留的两侧甲状软骨翼板之间与喉腔内黏膜断缘缝合,外层以甲状软骨外膜加固。

5）全喉切除术适应证：声门癌已广泛累及会厌谷或累及前联合和声带，声门癌双声带已固定者，喉癌穿破喉软骨累及喉外及颈部软组织；放疗后或行部分喉切除后复发者，声门下区癌或对放射治疗不敏感者如腺癌及纤维肉瘤。

手术主要步骤：循甲状软骨翼板后缘切断或剥离咽下缩肌，结扎喉上血管及神经；切断甲状舌骨大角侧韧带，在合适的部位切断气管环；分离环后区与食管前壁，直至环状软骨板上缘，横行切开黏膜并切开梨状窝，并将其与甲状软骨后缘分开。完成喉全切除后，层层关闭咽腔切缘，气管断端颈前造瘘。

2.颈淋巴结清除术（简称颈清扫术）

颈淋巴结清除术是治疗颈淋巴结转移癌很有效的手术，能提高头颈部肿瘤患者的生存率和临床治愈率。

（1）适应证

1）喉癌患者全身情况尚好，重要脏器未见严重器质性改变。

2）原发癌可能根治或已被根治。

3）颈淋巴结转移无固定。

4）颈部皮肤无严重放射线损害，估计切口可以愈合。

（2）颈清扫术的分类：Level Ⅰ，颏下和颌下淋巴结群；Level Ⅱ，颈内静脉淋巴结上群；Level Ⅲ，颈内静脉淋巴结中群；Level Ⅳ，颈内静脉淋巴结下群；Level Ⅴ，颈后三角淋巴结群；Level Ⅵ，颈前淋巴结群。

1）根治性颈清扫术是基本式式，清除同侧颈部所有的淋巴结群，即 Level Ⅱ～Ⅴ区的全部淋巴结、副神经、颈内静脉及胸锁乳头肌、肩胛舌骨肌等，不包括枕下淋巴结，腮腺周围淋巴结（颌下三角后界腮腺下极淋巴结除外）、颊部、咽舌和气管周围淋巴结。

2）改良根治性颈清扫术，切除根治性颈清扫术中常规切除的全部淋巴结，保留一个或多个非淋巴结构，如副神经、颈内静脉、胸锁乳突肌。

3）选择性颈清扫术，保留了根治性颈清扫术中应切除的一个或多个淋巴结群，分四个亚型。①肩胛舌骨肌上颈清扫术：切除颏下、颌下、颈内静脉上及中淋巴结群。切除后界为颈丛皮支和胸锁乳突肌后缘。下界为肩胛舌骨肌上腹越过颈内静脉处。②颈侧后清扫术：切除枕下、耳后，颈内静脉上、中、下淋巴结群和颈后三角淋巴结。③颈侧部清扫术：切除颈内静脉上、中、下淋巴结群。④颈前隙清扫术：切除颈前部的内脏结构周围的淋巴结。包括气管前、气管旁、喉前及甲状腺周围淋巴结。上界为舌骨，下界为胸骨上切迹。两侧为颈总动脉。此间隙清扫最常用于甲状腺癌的治疗。

4）扩大根治性颈清扫术：切除了不包括在根治性清扫术中的一个或多个其他淋巴结群或非淋巴结构。

注意：清扫时两组手术同时进行或分先后进行。两组同时者，轻的一侧行改良清扫，重的一侧行根治性清扫；先后进行者，先期做轻侧，尽量保留好颈内静脉或颈外静脉，再做重侧较为安全。

（二）放射治疗

放射治疗是治疗喉癌的有效方法之一，能治愈一部分病例，尤其是早期声门癌。由于放射治疗对患者的发音功能影响很小,如果采取正确的治疗计划和精细的照射技术,能达到既根治肿瘤又保全喉功能的目的。但是,对于中、晚期的病例,放射治疗的效果就不及手术治疗。目前较为公认的适应证有:①喉癌 T_1 病变。②病理为低分化者。③采用放射与手术综合治疗的病例。④术后复发或残余肿瘤。⑤晚期病例作为姑息性治疗的病例。

1.声门区癌的放射治疗

放射治疗是治疗声门型喉癌的有效方法之一,其适应证范围较广,只要全身情况尚好,无严重的呼吸困难,都可以进行放射治疗。但是,以实际情况考虑,在选择放射治疗还是手术治疗时,必须多方面权衡。T_1 的声门型喉癌行放射治疗和部分喉切除术都能取得良好的疗效,5 年生存率达到 85%～95%,且可保存说话功能,为患者所愿授受。即使一部分患者放疗失败,仍有行挽救性手术的机会。因此,T_1 的声门型喉癌应当以放射治疗为首选。T_2 和 T_3 的病灶较大,单纯放射治疗疗效较差,宜采用喉部分切除结合放射治疗的综合治疗。T_4 的声门型喉癌应当手术治疗为主,有报道术前放疗能提高生存率。

2.声门上区癌的放射治疗

声门上型喉癌在早期症状不明显,当患者出现症状而就诊时,病期一般较声门型喉癌为晚。此外,声门上型喉癌的颈淋巴结转移率高,临床 N_0 的患者中大约 1/3 有微小的转移淋巴结。因此,声门上型喉癌行放射治疗的疗效不如声门型喉癌。只有 $T_1N_0M_0$ 的声门上型喉癌可做根治性放射治疗。T_2 患者应行放射治疗结合手术的综合治疗,喉部分切除术后做术后放疗或先行术前放疗,疗程完成 1/2 至 2/3 的总剂量时,转外科行喉部分切除术。T_3 和 T_4 患者以手术治疗为主,并可做有计划的术前放疗。对于大多数的 T_3、T_4 患者来说,由于原发病灶大而且同时有广泛或固定的颈淋巴结转移,单纯放射治疗只能起姑息治疗作用。

3.声门下区癌的放射治疗

此型喉癌很少见。由于该病早期几乎没有症状,一旦出现症状,多为 T_3 以上病变,故此型喉癌的放射治疗效果很差。在视野方面,原则上与声门上型喉癌相似,原发灶的照射范围要放宽一些,而且要包括颈淋巴引流区的预防性照射,总剂量要达到 75 Gy 左右。

(三)化学治疗

目前认为放疗、手术和化疗是治疗头颈癌的主要三大基本方法。喉癌主要是鳞状上皮细胞癌,所以喉癌可采用头颈鳞癌的化疗。目前头颈癌的化疗方式有诱导化疗、辅助化疗和姑息化疗。头颈鳞癌化疗主要有三种药物:氨甲蝶呤(MTX)、顺铂(PDD)和平阳霉素(BLM)。DBM方案为基本方案。PDD 一般为 30 mg/d 溶于 30 mL 生理盐水,静注或静滴,连用 5 日,间隔 2～4 周开始第二疗程,可用 4～5 个疗程。BLM 为每次 0.1 mg 静注或肌注,隔日一次,疗程总量为200～300 mg。MTX 为 30～50 mg/次,静注,5～10 日/次,5～10 次/疗程,或每周 2 次/日,0.4 mg/(kg·次),亦可行动脉插管内给药,10～20 mg/次,1 天 1 次,7～10 次/疗程。

六、注意事项

应戒除烟、酒。长期声嘶、喉痛、呼吸不畅或咳时带血应警惕喉癌,及时请专科医生检查,做到早发现,早诊断,早治疗。

参考文献

[1]陈有信.北京协和医院眼科病例精解[M].北京:科学技术文献出版社,2020.

[2]崔勇.现代耳鼻喉疾病诊疗进展与实践[M].昆明:云南科技出版社,2020.

[3]范向达,赵玉凤,王张锋,等.耳鼻喉专科疾病诊疗学[M].福州:福建科学技术出版社,2018.

[4]管怀进,颜华.眼科手术操作技术[M].北京:科学出版社,2020.

[5]郭丹,蒋伟蓉.眼耳鼻咽喉口腔科学[M].上海:上海交通大学出版社,2019.

[6]黎晓新,姜燕荣.眼科医师技能培训大纲[M].北京:人民卫生出版社,2019.

[7]李德生.实用眼耳鼻喉头颈外科学疾病诊断与治疗[M].天津:天津科学技术出版社,2020.

[8]李国勇.实用临床耳鼻咽喉疾病学上[M].长春:吉林科学技术出版社,2017.

[9]李玲.现代眼科疾病诊疗学[M].云南科学技术出版社,2020.

[10]李文柱.五官科疾病诊治进展[M].北京:科学技术文献出版社,2019.

[11]李燕.五官科护理[M].北京:人民卫生出版社,2019.

[12]栾强.精编耳鼻咽喉疾病临床诊疗[M].上海:上海交通大学出版社,2018.

[13]罗汉萍.眼耳鼻咽喉口腔科护理学[M].北京:科学出版社,2017.

[14]任永霞,赵慧.眼科中西医护理技术实践[M].北京:人民卫生出版社,2019.

[15]史翔宇.同仁眼外伤手册[M].北京:人民卫生出版社,2019.

[16]宋镇.实用耳鼻喉疾病治疗学[M].沈阳:沈阳出版社,2020.

[17]唐维强.眼科CT与MRI学习精要·第2版[M].郑州:河南科学技术出版社,2020.

[18]王静.新编耳鼻喉疾病临床治疗要点[M].开封:河南大学出版社,2020.

[19]吴国会.新编耳鼻咽喉疾病临床诊疗[M].上海:上海交通大学出版社,2018.

[20]武篾.实用耳鼻喉口腔疾病诊疗对策[M].北京:科学技术文献出版社,2018.